内　容

第1週
覚え書き
練習1　　名前の選択　　Ⅰ
練習2　　名前の選択　　Ⅱ
練習3　　書き取り　　　Ⅰ
練習4　　書き取り　　　Ⅱ
練習5　　書き取り　　　Ⅲ
練習6　　名前を選択して書き取り
練習7　　名前の選択　　Ⅲ
練習8　　数字の選択
練習9　　文章の書き取り
練習10　意味の選択
練習11　方向の選択
練習の自己採点

覚え書き

- 練習は最も集中できるときを選んでやるようにしましょう。
- 集中力がなくなったらやめてもよいですが、あとでまた開始しましょう。
- 練習終了後、100点満点でどのくらいできたか書いてもらいましょう。
- 注意力の練習の最初です。練習帳に慣れるためにゆっくりでよいのですが、毎日やるよう、正確にするよう、言いましょう。
- 時間制限はありませんが、なるべくタイマーで施行時間をはかる習慣をつけましょう。
- 各練習の右下にある（　　　個）は練習者の解答数です。練習中に記入できるときは、記入しましょう。

月

これから練習が始まります。聞く注意力をつけるための訓練です。

月曜日の練習　　準備するもの：鉛筆またはペン、国語の辞書、タイマー

月曜日の練習1　名前の選択　Ⅰ

これからものの名前を言います。野菜の名前があれば、あなたの練習帳のその番号に斜めの線を引きましょう。

1 アスパラガス	2 アンドロメダ	3 はくさい	4 イヌ
5 イノシシ	6 インド舞踊	7 ねぎ	8 ウサギ
9 ウシ	10 うどん	11 うなぎ	12 ウマ
13 うみへび	14 おうし	15 お好み焼き	16 おでん
17 おとめ	18 おひつじ	19 オリオン	20 カシオペア
21 かに	22 かぶ	23 釜飯	24 カントリー
25 かんむり	26 キツネ	27 きゃべつ	28 きゅうり
29 キリン	30 くじゃく	31 クマ	32 コアラ
33 こいぬ	34 コサックダンス	35 ごぼう	36 ゴリラ
37 さしみ	38 さそり	39 さつまいも	40 さといも
41 サル	42 サルサ	43 さんかく	44 サンバ
45 シカ	46 しし	47 じゃがいも	48 ジャズダンス
49 しゃぶしゃぶ	50 ジルバ		

（　　　個）

月曜日の練習2　名前の選択　Ⅱ

これからものの名前を言います。料理の名前があれば、あなたの練習帳の番号に斜めの線を引きましょう。

1 すきやき	2 スクエアダンス	3 すっぽん鍋	4 ストリートダンス
5 ゾウ	6 そば	7 だいこん	8 たこ焼き
9 タップダンス	10 タヌキ	11 たまねぎ	12 タンゴ
13 ちんげんさい	14 てんびん	15 てんぷら	16 トマト
17 トラ	18 とんかつ	19 ながねぎ	20 日本舞踊
21 にんじん	22 ネコ	23 ネズミ	24 はくさい
25 バレエ	26 ピーマン	27 ヒツジ	28 ヒップホップ
29 ブタ	30 ふたご	31 フラダンス	32 フラメンコ
33 ペガサス	34 ベリーダンス	35 ほうれん草	36 みずがめ
37 メレンゲ	38 もやし	39 もんじゃ焼	40 やぎ
41 やきそば	42 焼き鳥	43 湯豆腐	44 よせ鍋
45 ライオン	46 ルンバ	47 レタス	48 れんこん
49 ろばた焼	50 ワルツ		

（　　　個）

月曜日の練習3　書き取り　Ⅰ

これからものの名前を言います。順に名前を書き取りましょう。

1 レタス
2 きゃべつ
3 はくさい
4 ほうれん草
5 ちんげんさい
6 きゅうり
7 にんじん
8 ごぼう
9 れんこん
10 だいこん
11 かぶ
12 トマト
13 ピーマン
14 もやし
15 じゃがいも
16 さといも
17 さつまいも
18 たまねぎ
19 ながねぎ
20 アスパラガス

（　　　個）

月曜日の練習4　書き取り　Ⅱ

これからものの名前を言います。順に名前を書き取りましょう。

1 ウシ

2 ウマ

3 ヒツジ

4 トラ

5 ブタ

6 シカ

7 タヌキ

8 キツネ

9 ライオン

10 イノシシ

11 ウサギ

12 イヌ

13 ネコ

14 ネズミ

15 サル

16 クマ

17 ゾウ

18 コアラ

19 ゴリラ

20 キリン

(　　　個)

月曜日の練習5　　書き取り　Ⅲ

これからものの名前を言います。順に名前を書き取りましょう。

1 オリオン

2 やぎ

3 カシオペア

4 いて

5 おとめ

6 ふたご

7 アンドロメダ

8 さそり

9 こいぬ

10 うお

11 くじゃく

12 おうし

13 みずがめ

14 かんむり

15 てんびん

16 うみへび

17 しし

18 かに

19 さんかく

20 おひつじ

（　　　個）

月曜日の練習6　名前を選択して書き取り

これからものの名前を言います。やきという音がついている食べ物の名前だけを書き取りましょう。

1 すきやき	2 しゃぶしゃぶ	3 よせ鍋	4 さしみ
5 かに	6 すっぽん	7 うなぎ	8 焼き鳥
9 ろばた焼	10 お好み焼き	11 もんじゃ焼	12 たこ焼き
13 やきそば	14 とんかつ	15 てんぷら	16 湯豆腐
17 おでん	18 釜飯	19 うどん	20 そば
21 やきいも	22 肉じゃが	23 冷やっこ	24 蒲焼き
25 茶碗むし	26 栗おこわ	27 たいやき	28 塩辛
29 たぬきそば	30 もつ鍋		

（　　　　個）

月曜日の練習7　　名前の選択　Ⅲ

これからものの名前を言います。ダンスという音がついている言葉の番号に斜めの線を引きましょう。

1 インド舞踊	2 カントリーダンス	3 コサックダンス
4 サルサ	5 サンバ	6 ジャズダンス
7 ジルバ	8 スクエアダンス	9 ストリートダンス
10 タップダンス	11 タンゴ	12 日本舞踊
13 バレエ	14 ヒップホップ	15 フラダンス
16 フラメンコ	17 ベリーダンス	18 メレンゲ
19 ルンバ	20 ワルツ	21 ゴーゴー
22 クイック	23 タイ舞踊	24 スロー
25 フォックストロット	26 クイックステップ	27 ブルース
28 ラウンドダンス	29 チャチャチャ	30 ブレイクダンス

（　　　個）

月曜日の練習8　数字の選択

5桁の数字を言います。始めの数字と終わりの数字が同じであれば、あなたの練習帳の該当する番号に斜めの線を引きましょう。例えば、「64326」の始めの数字は6、終わりの数字は6です。どちらも6ですので、その番号に斜めの線を引きましょう。

1	64536	2	89720
3	08737	4	97464
5	53737	6	93839
7	74664	8	29202
9	84683	10	09028
11	78647	12	39804
13	34523	14	35127
15	63754	16	34273
17	20263	18	83753
19	20728	20	87462
21	21624	22	83648
23	64293	24	62546
25	73429	26	19823
27	37635	28	83788
29	09260	30	73624

(　　　個)

月曜日の練習9　　文章の書き取り

次の文章を聞いて、書き取りましょう。

山本君は、3年前に大阪から博多に引越しました。昨日、山本君は高橋君にメールを送りました。5月のゴールデンウィークに遊びに来るように誘ったのです。ちょうど博多どんたくという大きなお祭りがあるからです。お祭りの他に、温泉や釣りにも行こうと書きました。それを読んだ高橋君は、是非九州に行きたいと思い、アルバイトの日と重ならないように、カレンダーを見ながら返事を書きました。

書き取った文章をみながら、質問に答えましょう。

1）山本君は、今どこに住んでいますか？

2）山本君は、高橋君に何を送りましたか？

3）山本君は、いつ遊びにくるように誘いましたか？

4）山本君は、何をしようと誘いましたか？

5）山本君が引越したのはいつですか？

月曜日の練習10　　意味の選択

これから「大きい」もしくは「小さい」と言います。「大きい」ときは大きな三角に「小さい」ときは小さな三角に、順に斜めの線を引きましょう（きいとさいという文字は省略してあります）。

大　大　大　小　大　小　小　大　大　小　大　小　小　大　小　小　大　大
小　大　大　大　小　大　小　大　小　小　大　大　大　小　小　大　大　小　大　大
大　小　小　大　大　小　大　小　小　大　大　小　大　小　大　大　小　大　小　小
大　小　大　小　大　小　小　大　大　大　小　大　小　大　小　大　小　小　大
小　大　大　小　小　大　大　小　小　小　大　大　小　大　小　小　大　大　大　小

（大　　　個）

（小　　　個）

月曜日の練習11　方向の選択

これからいろいろな方向を言います。そのなかに上という言葉を聞いたときに、あなたの練習帳の上向きの矢印に、最初から順に斜めの線を引きましょう。

下　右　左　上　右　前　左　下　上　右　右　下　左　上　右　後　上　左　右　左
上　上　下　左　左　後　右　上　下　下　左　右　上　左　右　下　上　左　右　左
前　右　上　下　下　左　右　上　左　右　下　上　上　右　下　左　上　右　下
右　下　上　上　左　右　左　上　右　下　左　左　右　後　後　下　上　右　前　下
左　前　上　上　下　右　上　下　左　上　右　右　上　上　後　左　下　下　上　右

（　　　　個）

練習の自己採点

今日の練習は100点満点で何点くらいになるか予想して採点しましょう。

そのほか感じたことも書きましょう。

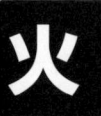

火 火曜日の練習　準備するもの：鉛筆またはペン、国語の辞書、タイマー

火曜日の練習1　名前の選択　I

これからものの名前を言います。果物の名前があれば、あなたの練習帳のその番号に斜めの線を引きましょう。

1 SF	2 アクション	3 アニメ	4 アヒル
5 あんず	6 いちご	7 インコ	8 ウォン
9 ウグイス	10 ウズラ	11 映画	12 円
13 オレンジ	14 お笑い	15 音楽	16 柿
17 カモメ	18 カラス	19 キウイ	20 キジ
21 キムチ	22 餃子	23 ギルダー	24 クイズ
25 クリブナ	26 グレープフルーツ	27 元	28 コウノトリ
29 ココナッツカレー	30 パパイヤ	31 コマドリ	32 コンドル
33 さくらんぼ	34 シシカバブ	35 時代劇	36 シュウマイ
37 シラサギ	38 シリング	39 ジンギスカン	40 すいか
41 びわ	42 スズメ	43 酢豚	44 スポーツ
45 タンドリーチキン	46 チャーハン	47 中華ちまき	48 ツル
49 ディナール	50 天気予報		

（　　　個）

火曜日の練習2　　名前の選択　Ⅱ

これからものの名前を言います。鳥の名前があれば、あなたの練習帳のその番号に斜めの線を引きましょう。

1 トーク	2 トキ	3 ドキュメンタリー	4 特番
5 トムヤムクン	6 ドラマ	7 ドル	8 ドン
9 ヒヨドリ	10 ナシゴレン	11 生春巻き	12 ニュース
13 ニワトリ	14 バーツ	15 パイナップル	16 ハクチョウ
17 八宝菜	18 ハト	19 カモメ	20 バラエティ
21 ヒバリ	22 ビビンバ	23 ウグイス	24 フクロウ
25 ぶどう	26 フラン	27 プルコギ	28 ペセタ
29 ペソ	30 ホラー	31 ポンド	32 マルク
33 マンゴー	34 みかん	35 メロン	36 もも
37 焼ビーフン	38 ユーロ	39 ユッケ	40 ラ・フランス
41 ラーメン	42 ライチ	43 ライチョウ	44 リエル
45 料理	46 旅行	47 リラ	48 りんご
49 ルピー	50 ワンタン		

（　　　個）

火曜日の練習3　書き取り　I

これからものの名前を言います。順に名前を書き取りましょう。

1 りんご

2 みかん

3 なし

4 もも

5 ぶどう

6 いちご

7 メロン

8 すいか

9 ビワ

10 グレープフルーツ

11 ラ・フランス

12 オレンジ

13 パイナップル

14 キウイ

15 パパイヤ

16 マンゴー

17 柿

18 あんず

19 ライチ

20 さくらんぼ

（　　　　個）

火曜日の練習4　書き取り　Ⅱ

これからものの名前を言います。順に名前を書き取りましょう。

1 ウグイス

2 ヒバリ

3 カラス

4 ハト

5 キジ

6 ニワトリ

7 ウズラ

8 アヒル

9 インコ

10 コンドル

11 コウノトリ

12 シラサギ

13 トキ

14 ライチョウ

15 フクロウ

16 ツル

17 カモメ

18 コマドリ

19 ハクチョウ

20 スズメ

(　　　　個)

火曜日の練習5　書き取り　Ⅲ

これからものの名前を言います。順に名前を書き取りましょう。

1 ドル

2 ルピー

3 円

4 ウォン

5 元

6 バーツ

7 ペソ

8 フラン

9 ドン

10 ディナール

11 ポンド

12 シリング

13 ユーロ

14 マルク

15 リラ

16 ペセタ

17 スークレ

18 ギルダー

19 リエル

20 クリブナ

(　　　個)

火曜日の練習6　名前を選択して書き取り

これからものの名前を言います。ンでおわる食べ物の名前だけを書き取りましょう。

1 生春巻き	2 シシカバブ	3 ジンギスカン
4 タンドリーチキン	5 ナシゴレン	6 トムヤムクン
7 焼ビーフン	8 ココナッツカレー	9 キムチ
10 ブルコギ	11 ユッケ	12 ビビンバ
13 ラーメン	14 餃子	15 シュウマイ
16 チャーハン	17 中華ちまき	18 ワンタン
19 酢豚	20 八宝菜	21 マンゴープリン
22 杏仁豆腐	23 ナンプラー	24 大根もち
25 万頭	26 グアバジュース	27 釜飯
28 ごま団子	29 タコス	30 ミーゴレン

（　　　　個）

火曜日の練習7　名前の選択　Ⅲ

これからものの名前を言います。カタカナ言葉の番号に斜めの線を引きましょう。

1 ニュース	2 時代劇	3 アクション
4 ホラー	5 クイズ	6 子ども
7 バラエティ	8 アニメ	9 映画
10 お笑い	11 音楽	12 天気予報
13 旅行	14 ドラマ	15 SF
16 トーク	17 ドキュメンタリー	18 特番
19 スポーツ	20 料理	21 ワイドショー
22 報道	23 政治	24 ファッション
25 舞台中継	26 食べ歩き	27 ショッピング
28 健康	29 劇場	30 ダイエット

（　　　個）

火曜日の練習8　数字の選択

6桁の数字を言います。始めの数字と終わりの数字が同じであれば、その数字列の番号に斜めの線を引きましょう。

1	536759	2	720985
3	737357	4	464769
5	737087	6	839838
7	664361	8	202742
9	683292	10	028930
11	647687	12	804857
13	523421	14	127199
15	754797	16	276128
17	263262	18	753562
19	728638	20	462413
21	629820	22	648542
23	293082	24	542545
25	429218	26	823891
27	635326	28	783773
29	263537	30	624259

火曜日の練習9　文章の書き取り

次の文章を聞いて、書き取りましょう。

近所に新しいスーパーマーケットができました。この店の一階のお惣菜売り場は、特に人気があります。和食をはじめ、イタリアン、中華、エスニックなど、様々な種類のおかずが並んでいます。最近は、一人暮らしの人や、ご飯を作る時間がない人が増えたためか、夕方はもちろん、夜遅くまでたくさんの人が利用しています。それにあわせて、年中無休で夜12時まで開いています。店では、アンケート調査をして、皆が食べたいメニューを取り入れていくことも考えているようです。

書き取った文章をみながら、質問に答えましょう。

1）近所に新しくできたのは何ですか？

2）お惣菜売り場は何階にありますか？

3）お惣菜売り場にはどのようなおかずが売っていますか？

4）店は何時まで開いていますか？

5）店では、これからどのような工夫をする予定ですか？

火曜日の練習10　意味の選択

これから「高い」もしくは「低い」と言います。「高い」ときは高いビルに「低い」ときは低いビルに、順に斜めの線を引きましょう。（いの文字は省略してあります）

高 高 高 低 高 低 低 高 高 高 低 高 低 低 高 低 低 高 高

低 高 高 高 低 高 低 高 低 低 高 高 高 低 低 高 高 低 高 高

高 低 低 高 高 低 高 低 低 高 高 低 高 低 高 高 低 高 低 低

高 低 高 低 高 低 低 高 高 高 低 高 低 高 低 高 低 低 高 高

低 高 高 低 低 高 高 低 低 低 高 高 低 高 低 低 高 高 高 低

（高　　　個）

（低　　　個）

火曜日の練習11　方向の選択

これからいろいろな方向を言います。そのなかに下という言葉を聞いたときに、あなたの練習帳の下向きの矢印に、最初から順に斜めの線を引きましょう。

下 右 左 下 右 前 左 下 上 右 右 下 左 下 右 後 上 左 右 左
上 上 下 左 左 後 右 上 下 下 左 右 上 左 右 下 上 左 右 左
前 右 上 下 下 左 右 上 左 右 下 上 上 右 左 下 左 上 右 下
右 下 下 上 左 右 左 上 右 下 左 左 右 後 後 下 上 右 前 下
左 前 上 下 下 右 上 下 左 上 右 右 下 上 後 左 下 下 上 右

（　　　個）

練習の自己採点

今日の練習は100点満点で何点くらいになるか予想して採点しましょう。

そのほか感じたことも書きましょう。

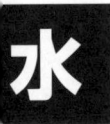

水曜日の練習　準備するもの：鉛筆またはペン、国語の辞書、タイマー

水曜日の練習1　名前の選択　I

これからものの名前を言います。花の名前があれば、あなたの練習帳のその番号に斜めの線を引きましょう。

1 チューリップ　　2 サケ　　　　　　3 ダイヤモンド　　4 スパゲティ

5 アニメ　　　　　6 バラ　　　　　　7 イワシ　　　　　8 さんご

9 ピザ　　　　　　10 インストゥルメンタル　11 スイセン　　12 カマス

13 ルビー　　　　14 ラザニア　　　　15 インディーズ　　16 シクラメン

17 タイ　　　　　18 プラチナ　　　　19 ドリア　　　　　20 演歌

21 カーネーション　22 アジ　　　　　23 オパール　　　　24 リゾット

25 クラシック　　　26 カスミソウ　　27 ヒラメ　　　　　28 サファイヤ

29 グラタン　　　　30 ゲーム音楽　　31 リンドウ　　　　32 ブリ

33 エメラルド　　　34 パエリア　　　35 サウンドトラック　36 マーガレット

37 マグロ　　　　　38 ガーネット　　39 ステーキ　　　　40 ジャズ

41 マリーゴールド　42 カツオ　　　　43 ひすい　　　　　44 ハンバーグ

45 宗教音楽　　　　46 ラン　　　　　47 カレイ　　　　　48 アメジスト

49 オムレツ　　　　50 テクノ

（　　　個）

水曜日の練習2　名前の選択　Ⅱ

これからものの名前を言います。魚の名前があれば、あなたの練習帳のその番号に斜めの線を引きましょう。

1 スミレ	2 フグ	3 トパーズ	4 シチュー
5 伝統音楽	6 コスモス	7 アユ	8 真珠
9 コロッケ	10 童謡	11 アサガオ	12 ナマズ
13 シルバー	14 マリネ	15 ハウス	16 ヒマワリ
17 フナ	18 べっ甲	19 ローストビーフ	20 フォーク
21 キキョウ	22 サメ	23 こはく	24 ハッシュドポテト
25 フュージョン	26 ユリ	27 コイ	28 オニキス
29 ロールキャベツ	30 ポップス	31 レンゲ	32 ホッケ
33 ゴールド	34 コーンスープ	35 民謡	36 シャクナゲ
37 タナゴ	38 トルコ石	39 コンソメスープ	40 ラテン
41 サクラソウ	42 マス	43 めのう	44 ハヤシライス
45 レゲエ	46 サルビア	47 ハゼ	48 ラピスラズリ
49 ムニエル	50 ロック		

（　　　個）

水曜日の練習3　書き取り　I

これからものの名前を言います。順に名前を書き取りましょう。

1 チューリップ

2 バラ

3 スイセン

4 シクラメン

5 カーネーション

6 カスミソウ

7 リンドウ

8 マーガレット

9 マリーゴールド

10 ラン

11 スミレ

12 コスモス

13 アサガオ

14 ヒマワリ

15 キキョウ

16 ユリ

17 レンゲ

18 シャクナゲ

19 サクラソウ

20 サルビア

(　　　個)

水曜日の練習4　書き取り　Ⅱ

これからものの名前を言います。順に名前を書き取りましょう。

1 サケ

2 イワシ

3 カマス

4 タイ

5 アジ

6 ヒラメ

7 ブリ

8 マグロ

9 カツオ

10 カレイ

11 フグ

12 アユ

13 ナマズ

14 フナ

15 サメ

16 コイ

17 ホッケ

18 タナゴ

19 マス

20 ハゼ

(　　　個)

水曜日の練習5　書き取り　Ⅲ

これからものの名前を言います。順に名前を書き取りましょう。

1 ダイヤモンド
2 さんご
3 ルビー
4 プラチナ
5 オパール
6 サファイヤ
7 エメラルド
8 ガーネット
9 ひすい
10 アメジスト
11 トパーズ
12 真珠
13 シルバー
14 べっ甲
15 こはく
16 オニキス
17 ゴールド
18 トルコ石
19 めのう
20 ラピスラズリ

(　　　個)

水曜日の練習6　名前を選択して書き取り

これからものの名前を言います。音がのびる食べ物の名前だけを書き取りましょう。

1 スパゲティ	2 ピザ	3 ラザニア	4 ドリア
5 リゾット	6 グラタン	7 パエリア	8 ステーキ
9 ハンバーグ	10 オムレツ	11 シチュー	12 コロッケ
13 マリネ	14 ローストビーフ	15 ハッシュドポテト	16 ロールキャベツ
17 チキンフライ	18 コンソメスープ	19 ハヤシライス	20 ムニエル
21 ポタージュ	22 ボルシチ	23 サラダ	24 ポーチドエッグ
25 グラタン	26 マカロニ	27 クラムチャウダー	28 ピロシキ
29 ペンネ	30 ソーセージ		

（　　　　個）

水曜日の練習7　名前の選択　Ⅲ

これからものの名前を言います。カタカナ言葉の番号に斜めの線を引きましょう。

1 アニメ	2 インストゥルメンタル	3 インディーズ	4 演歌
5 クラシック	6 ゲーム音楽	7 サウンドトラック	8 ジャズ
9 宗教音楽	10 テクノ	11 伝統音楽	12 童謡
13 ハウス	14 フォーク	15 フュージョン	16 ポップス
17 民謡	18 ラテン	19 レゲエ	20 ロック
21 ハワイアン	22 カントリー	23 和太鼓	24 ヒーリング
25 合唱	26 オールディーズ	27 ニューエイジ	28 パンク
29 吹奏楽	30 ゲーム		

（　　　個）

水曜日の練習8　数字の選択

7桁の数字を言います。始めの数字と終わりの数字が同じであれば、その数字列の番号に斜めの線を引きましょう。

1	4536759	2	8972098
3	8737356	4	9746476
5	3737087	6	9383989
7	4664361	8	2920274
9	4683294	10	3902893
11	8647687	12	3980485
13	4523421	14	3512713
15	3754790	16	3427612
17	0263260	18	8375356
19	0728638	20	8746241
21	1629820	22	8364858
23	4293086	24	6254252
25	3429213	26	1982381
27	7635323	28	8378373
29	7263537	30	7362429

（　　　個）

水曜日の練習9　文章の書き取り

次の文章を聞いて、書き取りましょう。

山下さんは、6月1日に結婚式を挙げる予定です。山下さんの後輩の田中さんは、結婚式の2次会の幹事をすることになりました。いろいろ相談した結果、2次会は山下さんの会社の近くのレストランで、夕方6時から始めることにしました。田中さんは30人に招待状を出し、22人から出席の返事をもらいました。田中さんはレストランに電話して、予約時間と人数を確認しました。

書き取った文章をみながら、質問に答えましょう。

1）山下さんの結婚式はいつですか？

2）2次会の幹事は誰ですか？

3）2次会の場所はどこですか？

4）2次会は何時からですか？

5）招待客は何人きますか？

水曜日の練習10　意味の選択

これから「長い」もしくは「短い」と言います。「長い」ときは長い棒に「短い」ときは短い棒に、順に斜めの線を引きましょう。（いの文字は省略にあります）

長　長　長　短　長　短　短　長　長　長　短　長　短　短　長　短　短　短　長　長

短　長　長　長　短　長　短　長　短　短　長　長　長　短　短　長　長　短　長　長

長　短　短　長　長　短　長　短　短　長　長　短　長　長　長　短　長　短　短

長　短　長　短　長　短　長　長　長　長　短　長　短　長　短　長　短　短　長　長

短　長　長　短　短　長　長　短　長　短　長　長　短　長　短　短　長　長　長　短

（長　　　個）

（短　　　個）

水曜日の練習11　方向の選択

これからいろいろな方向を言います。そのなかに右という言葉を聞いたときに、あなたの練習帳の右向きの矢印に、最初から順に斜めの線を引きましょう。

下 右 左 上 右 前 左 下 上 右 右 下 左 上 右 後 上 左 右 左
上 上 下 左 左 後 右 上 下 下 左 右 上 左 右 下 上 左 右 左
前 右 上 下 下 左 右 上 左 右 下 上 上 右 右 下 左 上 右 下
右 下 上 上 左 右 左 上 右 下 左 左 右 後 後 下 上 右 前 下
左 前 上 下 下 右 上 下 左 上 右 右 上 上 後 左 下 下 上 右

（　　　個）

練習の自己採点

今日の練習は100点満点で何点くらいになるか予想して採点しましょう。

そのほか感じたことも書きましょう。

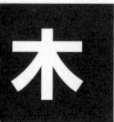

木曜日の練習　準備するもの：鉛筆またはペン、国語の辞書、タイマー

木曜日の練習1　名前の選択　Ⅰ

これからものの名前を言います。飲み物の名前があれば、あなたの練習帳のその番号に斜めの線を引きましょう。

1 アーチェリー	2 アゲハチョウ	3 あさひ	4 あさま
5 あずさ	6 アブラゼミ	7 アリ	8 ありあけ
9 イナゴ	10 ウイスキー	11 ウーロン茶	12 ウエイトリフティング
13 オニヤンマ	14 オレンジ	15 カクテル	16 カヌー
17 カフェオレ	18 カブトムシ	19 カマキリ	20 カミキリムシ
21 カメムシ	22 カモミール	23 牛乳	24 キリギリス
25 クミン	26 クワガタムシ	27 紅茶	28 コーヒー
29 コオロギ	30 コガネムシ	31 ココア	32 こだま
33 こまち	34 コリアンダー	35 サイプレス	36 サッカー
37 サンダルウッド	38 しおかぜ	39 しおさい	40 自転車
41 しなの	42 シナモン	43 ジャスミン	44 ひかり
45 ジュース	46 柔道	47 焼酎	48 ジンジャー
49 水泳	50 スキー		

（　　　　個）

木曜日の練習2　名前の選択　Ⅱ

これからものの名前を言います。スポーツの名前があれば、あなたの練習帳のその番号に斜めの線を引きましょう。

1 スケート	2 スズメバチ	3 セイジ	4 煎茶
5 ゾウムシ	6 ソーダ	7 ソフトボール	8 ココア
9 タイム	10 卓球	11 たにがわ	12 タマムシ
13 つばさ	14 つばめ	15 テニス	16 テントウムシ
17 豆乳	18 トライアスロン	19 なすの	20 ナツメグ
21 日本酒	22 のぞみ	23 はくたか	24 バジル
25 バッタ	26 バドミントン	27 バニラ	28 ビール
29 ひかり	30 ひたち	31 フェンシング	32 ブランデー
33 ペパーミント	34 ジャスミン	35 ボクシング	36 ほくと
37 ホタル	38 抹茶	39 マラソン	40 ミツバチ
41 ミネラルウオーター	42 みのり	43 野球	44 やまびこ
45 ユーカリ	46 ラベンダー	47 レモングラス	48 ローズウッド
49 ローズマリー	50 ワイン		

（　　　　個）

木曜日の練習3　書き取り　I

これからものの名前を言います。順に名前を書き取りましょう。

1 シナモン
2 コリアンダー
3 ユーカリ
4 ラベンダー
5 ローズマリー
6 サンダルウッド
7 タイム
8 バジル
9 オレンジ
10 カモミール
11 クミン
12 レモングラス
13 ジンジャー
14 サイプレス
15 ジャスミン
16 ペパーミント
17 セイジ
18 バニラ
19 ナツメグ
20 ローズウッド

(　　　個)

木曜日の練習4　書き取り　Ⅱ

これからものの名前を言います。順に名前を書き取りましょう。

1 カブトムシ
2 オニヤンマ
3 クワガタムシ
4 アブラゼミ
5 タマムシ
6 バッタ
7 コオロギ
8 イナゴ
9 アゲハチョウ
10 カマキリ
11 アリ
12 カメムシ
13 ホタル
14 キリギリス
15 ミツバチ
16 スズメバチ
17 テントウムシ
18 コガネムシ
19 カミキリムシ
20 ゾウムシ

（　　　個）

木曜日の練習5　書き取り　Ⅲ

これからものの名前を言います。順に名前を書き取りましょう。

1 のぞみ
2 ひかり
3 こだま
4 あさひ
5 たにがわ
6 あさま
7 やまびこ
8 なすの
9 こまち
10 つばさ
11 ほくと
12 ひたち
13 しおさい
14 あずさ
15 みのり
16 しなの
17 はくたか
18 しおかぜ
19 つばめ
20 ありあけ

(　　個)

木曜日の練習6　名前を選択して書き取り

これからものの名前を言います。茶という名前がついた飲物だけを書き取りましょう。

1 コーヒー	2 カフェオレ	3 ココア	4 紅茶
5 抹茶	6 煎茶	7 ジャスミン茶	8 ウーロン茶
9 牛乳	10 豆乳	11 ビール	12 焼酎
13 カクテル	14 ウイスキー	15 ブランデー	16 ワイン
17 日本酒	18 ジュース	19 ソーダ	20 ミネラルウオーター
21 紹興酒	22 ワイン	23 玄米茶	24 ほうじ茶
25 カフェオレ	26 マテ茶	27 エスプレッソ	28 プーアル茶
29 玉露	30 杜仲（とちゅう）茶		

（　　　　個）

木曜日の練習7　名前の選択　Ⅲ

これからものの名前を言います。カタカナ言葉の番号に斜めの線を引きましょう。

1 アーチェリー	2 ウエイトリフティング	3 カヌー	4 サッカー
5 サイクリング	6 野球	7 柔道	8 水泳
9 スキー	10 スケート	11 ソフトボール	12 体操
13 卓球	14 テニス	15 トライアスロン	16 バドミントン
17 フェンシング	18 ボート	19 ボクシング	20 マラソン
21 バレーボール	22 剣道	23 ゴルフ	24 釣り
25 競輪	26 競艇	27 トライアスロン	28 射撃
29 ダンス	30 ボーリング		

（　　　個）

木曜日の練習8　数字の選択

8桁の数字を言います。始めの数字と終わりの数字が同じであれば、その数字列の番号に斜めの線を引きましょう。

1	64536759	2	89720988
3	08737356	4	97464769
5	53737087	6	93839838
7	74664361	8	29202742
9	84683298	10	09028934
11	78647687	12	39804857
13	34523421	14	35127199
15	63754796	16	34276128
17	20263262	18	83753562
19	20728638	20	87462413
21	21629820	22	83648542
23	64293086	24	62542542
25	73429218	26	19823891
27	37635323	28	83783783
29	09263537	30	73624253

（　　　個）

木曜日の練習9　文章の書き取り

次の文章を聞いて、書き取りましょう。

由美さんは35歳です。夫と息子の健太君と3人で暮らしています。健太君は5歳になりました。毎朝、由美さんは、健太君を保育園にあずけてから、電車に乗って仕事に行きます。由美さんの家の最寄り駅は、JR千葉駅です。職場は船橋駅の近くにあります。由美さんは病院で事務の仕事をしています。月の始めには、前の月にかかった費用の計算をするので、特に忙しくなります。

書き取った文章をみながら、質問に答えましょう。

1）由美さんは、何人家族ですか？

2）健太君は何歳ですか？

3）由美さんの家の最寄り駅はどこですか？

4）由美さんの仕事は何ですか？

5）健太君は、由美さんが働いている間どこにいますか？

木曜日の練習10　意味の選択

これから「月」もしくは「星」と言います。「月」のときは月の絵に「星」のときは星の絵に、順に斜めの線を引きましょう。

月 月 月 星 月 星 星 月 月 月 星 月 星 星 星 月 月 星 星 星
月 星 星 星 月 月 星 月 月 月 星 星 月 星 月 月 星 月 月 月
星 月 月 星 星 月 月 星 月 月 月 星 月 月 星 月 月 月 星 星 月
星 月 月 星 月 星 月 月 星 月 星 月 月 月 月 月 月 星 星 星
星 月 星 月 星 月 星 星 月 月 星 月 月 星 月 月 星 月 月 月

（月　　　個）

（星　　　個）

木曜日の練習11　方向の選択

これからいろいろな方向を言います。そのなかに左という言葉を聞いたときに、あなたの練習帳の左向きの矢印に、最初から順に斜めの線を引きましょう。

下 右 左 上 右 前 左 下 上 右 右 下 左 上 右 後 上 左 右 左
上 上 下 左 左 後 右 上 下 下 左 右 上 左 右 下 上 左 右 左
前 右 上 下 下 左 右 上 左 右 下 上 上 右 右 下 左 上 右 下
右 下 上 上 左 右 左 上 右 下 左 左 右 後 後 下 上 右 前 下
左 前 上 下 下 右 上 下 左 上 右 右 上 上 後 左 下 下 上 右

（　　　個）

練習の自己採点

今日の練習は100点満点で何点くらいになるか予想して採点しましょう。

そのほか感じたことも書きましょう。

金

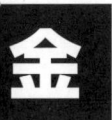

金曜日の練習　準備するもの：鉛筆またはペン、国語の辞書、タイマー

金曜日の練習1　名前の選択　Ⅰ

これからものの名前を言います。動物の名前があれば、あなたの練習帳のその番号に斜めの線を引きましょう。

1 BSチューナー	2 アイスクリーム	3 アイロン	4 アオダイショウ
5 アカガエル	6 アップルパイ	7 アマガエル	8 杏仁豆腐
9 あんみつ	10 イシガメ	11 イチョウ	12 イモリ
13 ウーパールーパー	14 ウシガエル	15 ウメ	16 ウルシ
17 エアコン	18 オオサンショウウオ	19 オーディオコンポ	20 オーブントースター
21 オーボエ	22 カエデ	23 カスタードプリン	24 カツラ
25 カラタチ	26 乾燥機	27 ギター	28 キンモクセイ
29 クサガメ	30 草もち	31 クッキー	32 クヌギ
33 クラリネット	34 ケーナ	35 ケヤキ	36 コントラバス
37 サクラ	38 シフォンケーキ	39 シマヘビ	40 シャーベット
41 シラカバ	42 シロワニ	43 スイートポテト	44 炊飯器
45 スギ	46 スッポン	47 ゼリー	48 洗濯機
49 掃除機	50 チーズケーキ		

（　　　個）

金曜日の練習2　名前の選択　Ⅱ

これからものの名前を言います。楽器の名前があれば、あなたの練習帳のその番号に斜めの線を引きましょう。

1 チェロ	2 チューバ	3 チョコレートムース
4 ツチガエル	5 ツバキ	6 ティンパニ
7 テレビ	8 電気こたつ	9 電子レンジ
10 トカゲ	11 トノサマガエル	12 トライアングル
13 ドライヤー	14 どらやき	15 トランペット
16 トロンボーン	17 ニレ	18 ハープ
19 ハーモニカ	20 バイオリン	21 パソコン
22 ババロア	23 ハブ	24 ヒーター
25 ビオラ	26 ヒキガエル	27 ピッコロ
28 ビデオカメラ	29 ビデオデッキ	30 ヒノキ
31 ヒバ	32 ファゴット	33 フルート
34 ホットカーペット	35 ホルン	36 マツ
37 マムシ	38 豆だいふく	39 マンドリン
40 水ようかん	41 みたらし団子	42 モクレン
43 モミジ	44 ヤナギ	45 ヤモリ
46 ヨーグルト	47 ラジオ	48 リクガメ
49 冷蔵庫	50 レモンパイ	

(　　　個)

金曜日の練習3　書き取り　I

これからものの名前を言います。順に名前を書き取りましょう。

1 マツ
2 ケヤキ
3 スギ
4 ウメ
5 サクラ
6 ヒバ
7 イチョウ
8 カエデ
9 モミジ
10 キンモクセイ
11 カツラ
12 ツバキ
13 ウルシ
14 ヒノキ
15 モクレン
16 ヤナギ
17 ニレ
18 クヌギ
19 カラタチ
20 シラカバ

(　　　　個)

金曜日の練習4　書き取り　Ⅱ

これからものの名前を言います。順に名前を書き取りましょう。

1 アオダイショウ

2 イシガメ

3 トカゲ

4 トノサマガエル

5 ヤモリ

6 マムシ

7 ウシガエル

8 イモリ

9 ヒキガエル

10 オオサンショウウオ

11 シマヘビ

12 スッポン

13 リクガメ

14 ハブ

15 アカガエル

16 クサガメ

17 アマガエル

18 ウーパールーパー

19 シロワニ

20 ツチガエル

(　　　個)

金曜日の練習5　書き取り　Ⅲ

これからものの名前を言います。順に名前を書き取りましょう。

1 冷蔵庫

2 炊飯器

3 電子レンジ

4 オーブントースター

5 洗濯機

6 乾燥機

7 ドライヤー

8 掃除機

9 アイロン

10 エアコン

11 ヒーター

12 ホットカーペット

13 電気こたつ

14 テレビ

15 ラジオ

16 ビデオデッキ

17 ビデオカメラ

18 オーディオコンポ

19 BSチューナー

20 パソコン

（　　　　個）

金曜日の練習6　名前を選択して書き取り

これからものの名前を言います。「チーズ」「バター」のように伸びる音を含むものの名前だけを書き取りましょう。

1 バイオリン	2 ビオラ	3 チェロ	4 エレクトーン
5 ギター	6 マンドリン	7 ハープ	8 オーボエ
9 ファゴット	10 クラリネット	11 フルート	12 ピッコロ
13 ケーナ	14 トランペット	15 チューバ	16 トロンボーン
17 ホルン	18 ハーモニカ	19 ティンパニー	20 トライアングル
21 ユーフォニアム	22 マリンバ	23 シタール	24 チェンバロ
25 タンバリン	26 リコーダー	27 カスタネット	28 マラカス
29 ピアノ	30 ベース		

（　　　個）

金曜日の練習7　名前の選択　Ⅲ

これからものの名前を言います。ひらがなもしくは漢字で書く言葉を聞いたら、番号に斜めの線を引きましょう。

1 カスタードプリン	2 もなか	3 チーズケーキ	4 ババロア
5 レモンパイ	6 ういろう	7 アイスクリーム	8 杏仁豆腐
9 ゼリー	10 ぎゅうひ	11 チョコレートムース	12 クッキー
13 スイートポテト	14 シフォンケーキ	15 水ようかん	16 ブラウニー
17 みたらし団子	18 ワッフル	19 豆だいふく	20 あんみつ
21 アップルパイ	22 シャーベット	23 らくがん	24 ヨーグルト
25 草もち	26 バナナパフェ	27 シュークリーム	28 どらやき
29 みつ豆	30 スコーン		

（　　　個）

金曜日の練習8　　数字の選択

9桁の数字を言います。始めの数字と終わりの数字が同じであれば、その数字列の番号に斜めの線を引きましょう。

1　645367592　　　　2　897209818

3　087373556　　　　4　974647692

5　537370871　　　　6　938398389

7　746643615　　　　8　292027422

9　846832983　　　　10　090289340

11　786476876　　　　12　398048577

13　345234213　　　　14　351271996

15　637547964　　　　16　342761287

17　202632624　　　　18　837535620

19　207286382　　　　20　874624138

21　216298204　　　　22　836485427

23　642930869　　　　24　625425426

25　734292184　　　　26　198238911

27　376353237　　　　28　837837835

29　492635374　　　　30　736242578

(　　　個)

金曜日の練習9　文章の書き取り

次の文章を聞いて、書き取りましょう。

ラサ・アプソという種類の犬がいます。ラサはチベットの首都、アプソはヤギとか毛深いという意味です。小型で白いふさふさの毛をもつこの犬は、幸運を招き、魔よけにもなるといわれ、チベットの貴族や僧侶の間で大切にされてきました。ラサ・アプソは2000年前から姿が変化していないそうで、日本には100匹ほどしかいない珍しい犬です。

書き取った文章をみながら、質問に答えましょう。

1）ラサ・アプソは何の名前ですか？

2）アプソとはどういう意味ですか？

3）ラサ・アプソの毛は何色ですか？

4）ラサ・アプソが貴族や僧侶に大切にされたのは、なぜですか？

5）ラサ・アプソは日本に何匹くらいいますか？

金曜日の練習10　意味の選択

これから「白い」もしくは「黒い」と言います。「白い」ときは白い丸に「黒い」ときは黒い丸に、順に斜めの線を引きましょう。（いの文字は省略してあります）

白 白 白 黒 白 黒 黒 白 白 白 黒 白 黒 黒 白 黒 黒 黒 白 白

黒 白 白 白 黒 白 黒 白 黒 黒 白 白 白 黒 黒 白 黒 白 白 白

白 黒 黒 白 白 黒 白 黒 黒 白 白 黒 白 黒 白 白 白 白 黒 黒

白 黒 白 黒 白 黒 黒 白 白 白 黒 白 黒 白 白 黒 白 黒 黒 白

黒 白 白 黒 黒 白 白 黒 黒 黒 白 白 黒 白 黒 黒 白 白 白 黒

　　　　　　　　　　　　　　　　　　　（白　　　個）

　　　　　　　　　　　　　　　　　　　（黒　　　個）

金曜日の練習11　方向の選択

これからいろいろな方向を言います。そのなかに前という言葉を聞いたときに、あなたの練習帳の◎のマークに、最初から順に斜めの線を引きましょう。

下 右 左 上 右 前 左 下 上 前 右 下 左 上 右 前 上 左 右 左
上 上 下 左 左 後 右 前 下 前 左 右 上 左 右 下 前 左 右 左
前 右 上 下 下 左 右 上 左 右 下 上 上 右 右 下 左 上 右 下
右 下 上 前 左 右 左 上 右 下 左 左 右 後 前 下 上 右 前 下
左 前 上 前 下 右 上 下 左 上 前 右 上 上 前 左 下 前 上 右

（　　　個）

練習の自己採点

今日の練習は100点満点で何点くらいになるか予想して採点しましょう。

そのほか感じたことも書きましょう。

FM練習帳

脳損傷のリハビリテーションのための方法
TBIリハビリテーション研究所　藤田久美子　藤井正子

聞く注意力の練習帳　Ⅰ

氏　名　_____

実施日　　　　年　　　　月　　　　日　から

　　　　　　　年　　　　月　　　　日　まで

内 容

第1週

覚え書き

練習1　名前の選択　Ⅰ

練習2　名前の選択　Ⅱ

練習3　書き取り　Ⅰ

練習4　書き取り　Ⅱ

練習5　書き取り　Ⅲ

練習6　名前を選択して書き取り

練習7　名前の選択　Ⅲ

練習8　数字の選択

練習9　文章の書き取り

練習10　意味の選択

練習11　方向の選択

練習の自己採点

覚え書き

- 練習は最も集中できる時間にやるようにしましょう。
- 集中力がなくなったらやめてもよいですが、あとでまた開始しましょう。
- 練習終了後、貴方が100点満点でどのくらいできたか書きましょう。
- 注意力の練習の最初です。練習帳に慣れるまで、ゆっくりでもいいので、毎日やるように努めましょう。また、正確にするように努めましょう。

月

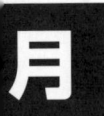

これから練習が始まります。聞く注意力をつけるための訓練です。

月曜日の練習　　準備するもの：鉛筆またはペン、国語の辞書、タイマー

月曜日の練習1　　名前の選択　　Ⅰ

これからものの名前を聞きます。野菜の名前があれば、その番号に斜めの線を引きましょう。

1	2	3	4	5	6	7	8	9	10
11	12	13	14	15	16	17	18	19	20
21	22	23	24	25	26	27	28	29	30
31	32	33	34	35	36	37	38	39	40
41	42	43	44	45	46	47	48	49	50

月曜日の練習2　名前の選択　Ⅱ

これからものの名前を聞きます。料理の名前があれば、その番号に斜めの線を引きましょう。

1　2　3　4　5　6　7　8　9　10

11　12　13　14　15　16　17　18　19　20

21　22　23　24　25　26　27　28　29　30

31　32　33　34　35　36　37　38　39　40

41　42　43　44　45　46　47　48　49　50

月曜日の練習3　書き取り　I

聞いた順に名前を書き取りましょう。

1

2

3

4

5

6

7

8

9

10

11

12

13

14

15

16

17

18

19

20

月曜日の練習4　書き取り　Ⅱ

聞いた順に名前を書き取りましょう。

1   11

2   12

3   13

4   14

5   15

6   16

7   17

8   18

9   19

10   20

月曜日の練習5　書き取り　Ⅲ

聞いた順に名前を書き取りましょう。

1

2

3

4

5

6

7

8

9

10

11

12

13

14

15

16

17

18

19

20

月曜日の練習6　名前を選択して書き取り

これからものの名前を聞きます。やきという音がついている食べ物の名前だけを書き取りましょう。

1	11	21
2	12	22
3	13	23
4	14	24
5	15	25
6	16	26
7	17	27
8	18	28
9	19	29
10	20	30

月曜日の練習7　名前の選択　Ⅲ

これからものの名前を聞きます。ダンスという音がついている言葉の番号に斜めの線を引きましょう。

　　1　　2　　3　　4　　5　　6　　7　　8　　9　　10

　11　12　13　14　15　16　17　18　19　20

　21　22　23　24　25　26　27　28　29　30

月曜日の練習8　数字の選択

5桁の数字を聞きます。始めの数字と終わりの数字が同じであれば、該当する番号に斜めの線を引きましょう。例えば、「64326」の始めの数字は6、終わりの数字は6です。どちらも6ですので、その数字列の番号に斜めの線を引きましょう。

1　2　3　4　5　6　7　8　9　10

11　12　13　14　15　16　17　18　19　20

21　22　23　24　25　26　27　28　29　30

月曜日の練習9　文章の書き取り

文章を聞いて、書き取りましょう。

書き取った文章をみながら、質問に答えましょう。

1）山本君は、今どこに住んでいますか？

2）山本君は、高橋君に何を送りましたか？

3）山本君は、いつ遊びにくるように誘いましたか？

4）山本君は、何をしようと誘いましたか？

5）山本君が引越したのはいつですか？

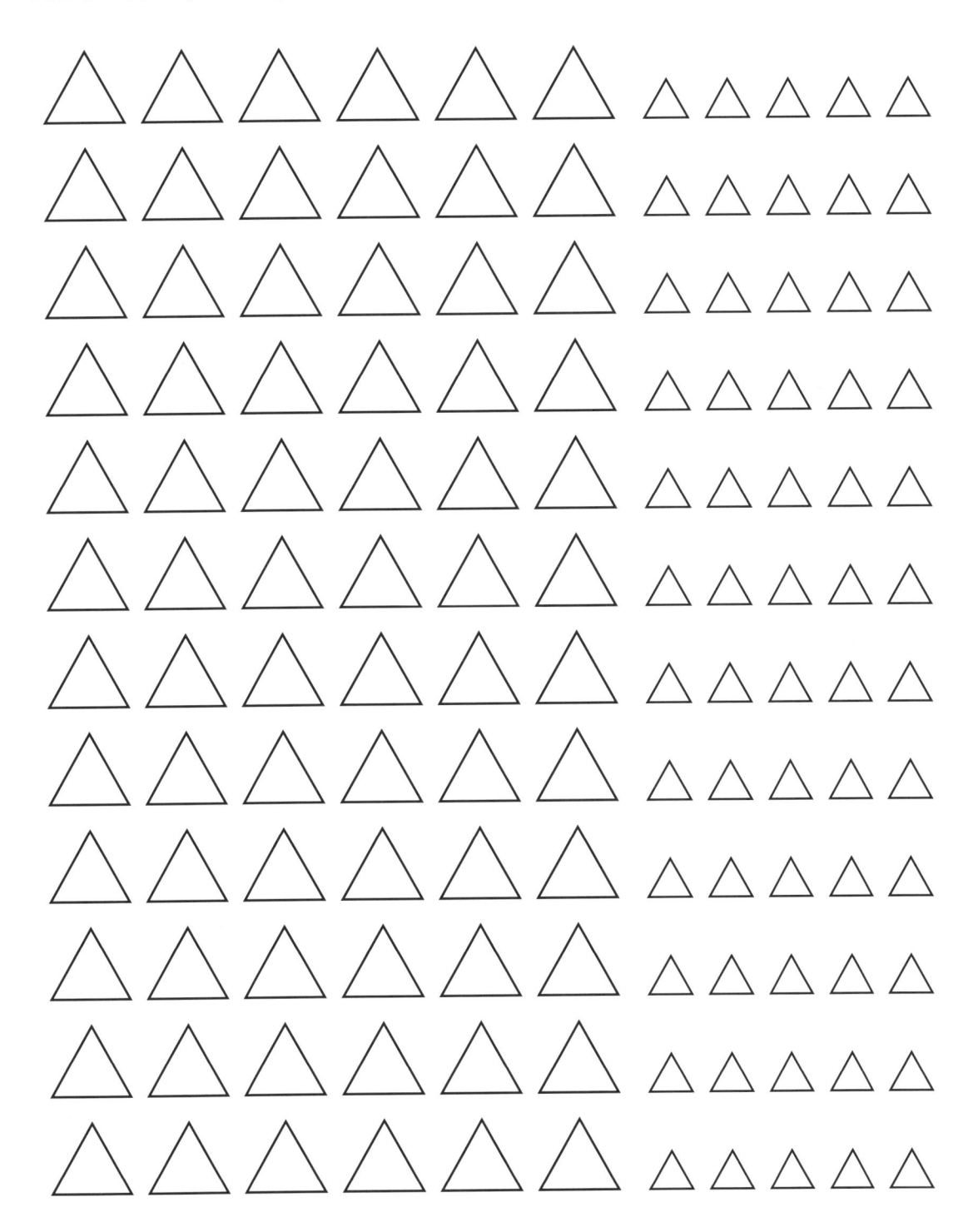

月曜日の練習10　意味の選択

これから「大きい」もしくは「小さい」という言葉を聞きます。「大きい」ときは大きな三角に「小さい」ときは小さな三角に、順に斜めの線を引きましょう。

月曜日の練習11　方向の選択

これからいろいろな方向の名前を聞きます。そのなかに上という言葉を聞いたときに、上向きの矢印に、順に斜めの線を引きましょう。

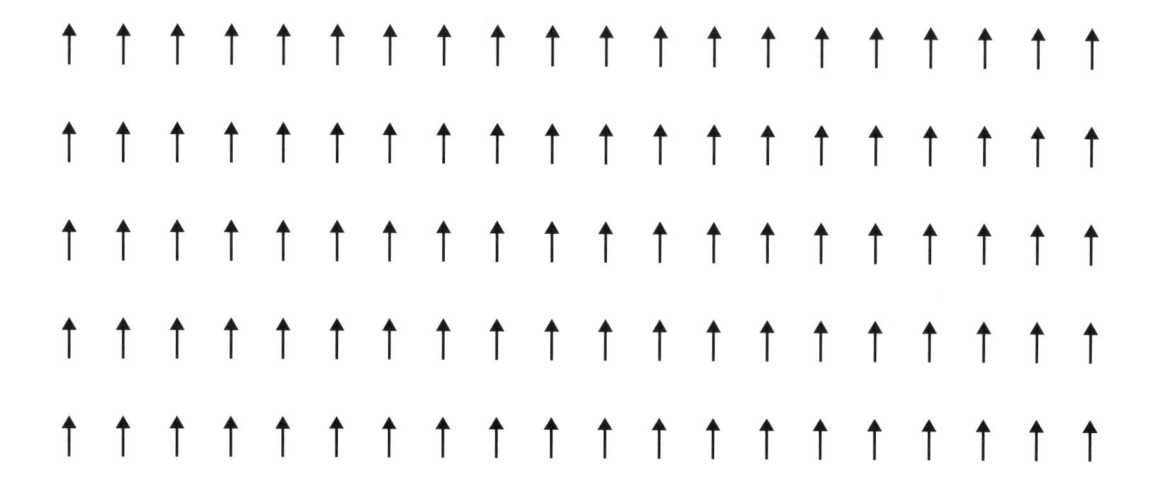

↑ ↑ ↑ ↑ ↑ ↑ ↑ ↑ ↑ ↑ ↑ ↑ ↑ ↑ ↑ ↑ ↑ ↑ ↑ ↑
↑ ↑ ↑ ↑ ↑ ↑ ↑ ↑ ↑ ↑ ↑ ↑ ↑ ↑ ↑ ↑ ↑ ↑ ↑ ↑
↑ ↑ ↑ ↑ ↑ ↑ ↑ ↑ ↑ ↑ ↑ ↑ ↑ ↑ ↑ ↑ ↑ ↑ ↑ ↑
↑ ↑ ↑ ↑ ↑ ↑ ↑ ↑ ↑ ↑ ↑ ↑ ↑ ↑ ↑ ↑ ↑ ↑ ↑ ↑
↑ ↑ ↑ ↑ ↑ ↑ ↑ ↑ ↑ ↑ ↑ ↑ ↑ ↑ ↑ ↑ ↑ ↑ ↑ ↑

練習の自己採点

月曜日の練習は100点満点で何点くらいですか？　予想して書きましょう。

また感じたことをなんでも書きましょう。

火

火曜日の練習　準備するもの：鉛筆またはペン、国語の辞書、タイマー

火曜日の練習1　名前の選択　I

これからものの名前を聞きます。果物の名前があれば、その番号に斜めの線を引きましょう。

```
 1    2    3    4    5    6    7    8    9   10
11   12   13   14   15   16   17   18   19   20
21   22   23   24   25   26   27   28   29   30
31   32   33   34   35   36   37   38   39   40
41   42   43   44   45   46   47   48   49   50
```

火曜日の練習2　名前の選択　Ⅱ

これからものの名前を聞きます。鳥の名前があれば、その番号に斜めの線を引きましょう。

1　2　3　4　5　6　7　8　9　10

11　12　13　14　15　16　17　18　19　20

21　22　23　24　25　26　27　28　29　30

31　32　33　34　35　36　37　38　39　40

41　42　43　44　45　46　47　48　49　50

火曜日の練習3　書き取り　I

聞いた順に名前を書き取りましょう。

1	11
2	12
3	13
4	14
5	15
6	16
7	17
8	18
9	19
10	20

火曜日の練習4　書き取り　Ⅱ

聞いた順に名前を書き取りましょう。

1	11
2	12
3	13
4	14
5	15
6	16
7	17
8	18
9	19
10	20

火曜日の練習5　書き取り　Ⅲ

聞いた順に名前を書き取りましょう。

1						11

2						12

3						13

4						14

5						15

6						16

7						17

8						18

9						19

10					20

火曜日の練習6　名前を選択して書き取り

これからものの名前を聞きます。ンでおわる食べ物の名前だけを書き取りましょう。

1	11	21
2	12	22
3	13	23
4	14	24
5	15	25
6	16	26
7	17	27
8	18	28
9	19	29
10	20	30

火曜日の練習7　名前の選択　Ⅲ

これからものの名前を聞きます。カタカナ言葉の番号に斜めの線を引きましょう。

1　2　3　4　5　6　7　8　9　10

11　12　13　14　15　16　17　18　19　20

21　22　23　24　25　26　27　28　29　30

火曜日の練習8　数字の選択

6桁の数字を聞きます。始めの数字と終わりの数字が同じであれば、その数字列の番号に斜めの線を引きましょう。

1　　2　　3　　4　　5　　6　　7　　8　　9　　10

11　12　13　14　15　16　17　18　19　20

21　22　23　24　25　26　27　28　29　30

火曜日の練習9　文章の書き取り

文章を聞いて、書き取りましょう。

書き取った文章をみながら、質問に答えましょう。

1）近所に新しくできたのは何ですか？

2）お惣菜売り場は何階にありますか？

3）お惣菜売り場にはどのようなおかずが売っていますか？

4）店は何時まで開いていますか？

5）店では、これからどのような工夫をする予定ですか？

火曜日の練習10　意味の選択

これから「高い」もしくは「低い」という言葉を聞きます。「高い」ときは高いビルに「低い」ときは低いビルに、順に斜めの線を引きましょう。

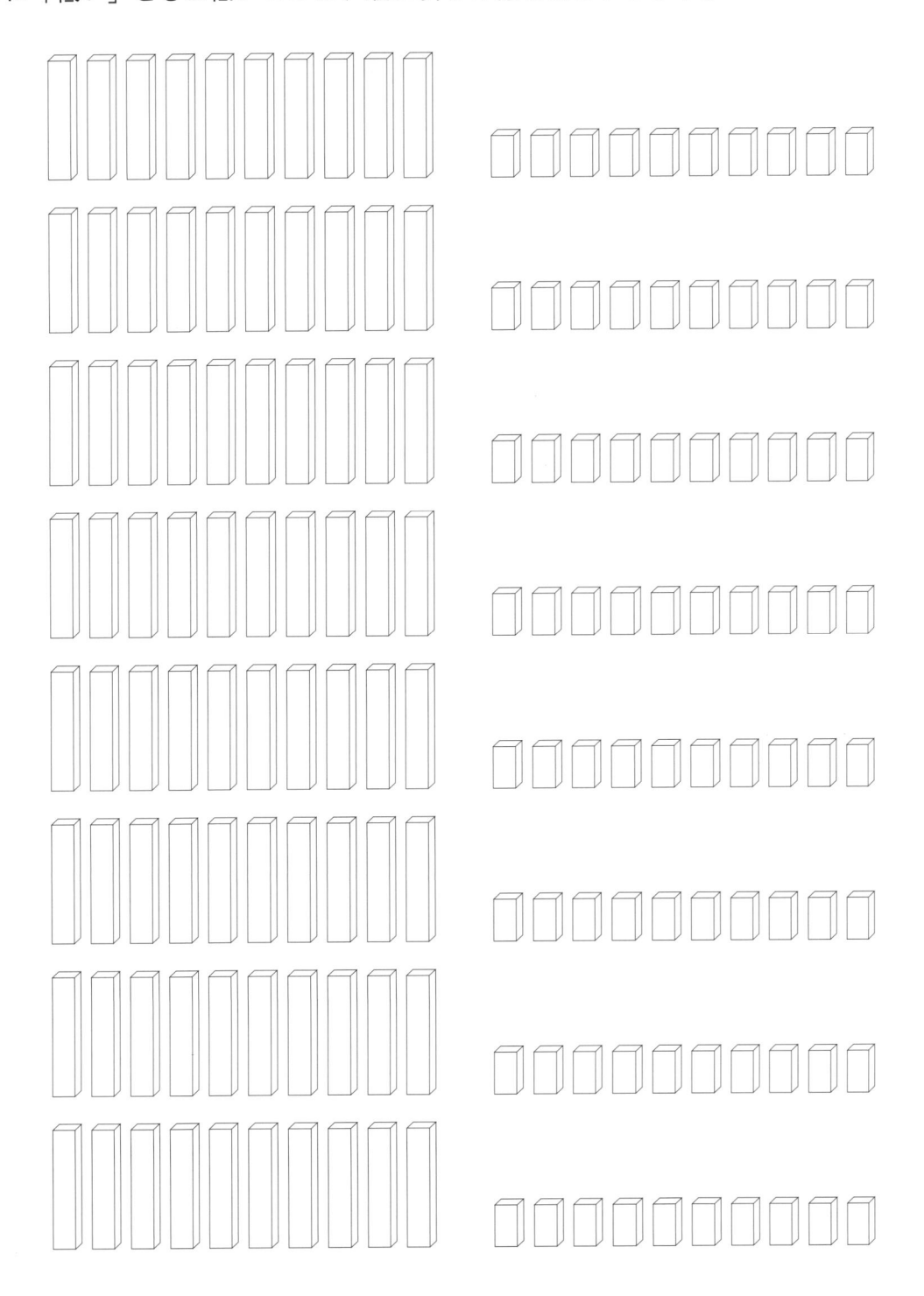

火曜日の練習11　方向の選択

これからいろいろな方向を聞きます。そのなかに下という言葉を聞いたときに、下向きの矢印に、順に斜めの線を引きましょう。

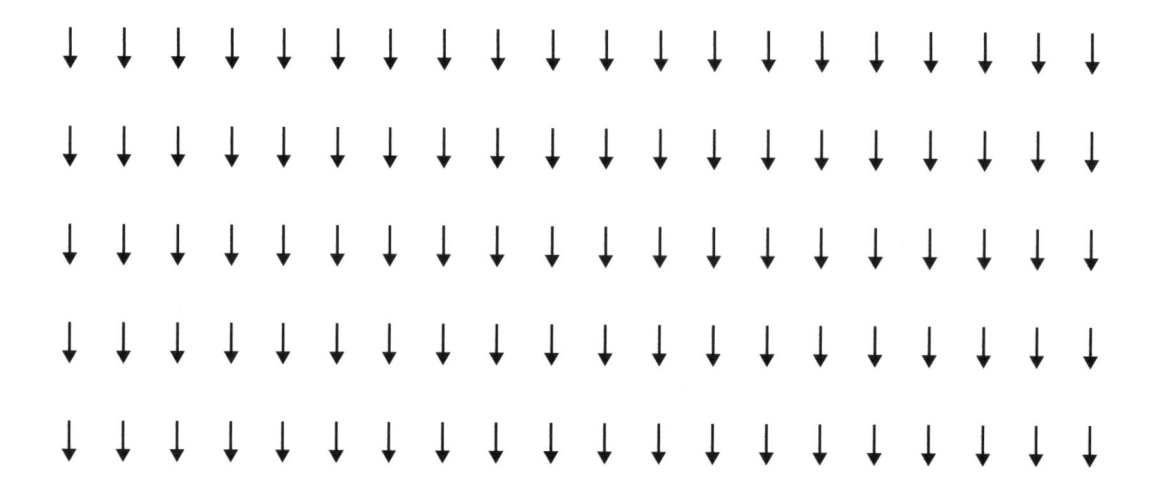

↓ ↓ ↓ ↓ ↓ ↓ ↓ ↓ ↓ ↓ ↓ ↓ ↓ ↓ ↓ ↓ ↓ ↓ ↓ ↓

↓ ↓ ↓ ↓ ↓ ↓ ↓ ↓ ↓ ↓ ↓ ↓ ↓ ↓ ↓ ↓ ↓ ↓ ↓ ↓

↓ ↓ ↓ ↓ ↓ ↓ ↓ ↓ ↓ ↓ ↓ ↓ ↓ ↓ ↓ ↓ ↓ ↓ ↓ ↓

↓ ↓ ↓ ↓ ↓ ↓ ↓ ↓ ↓ ↓ ↓ ↓ ↓ ↓ ↓ ↓ ↓ ↓ ↓ ↓

↓ ↓ ↓ ↓ ↓ ↓ ↓ ↓ ↓ ↓ ↓ ↓ ↓ ↓ ↓ ↓ ↓ ↓ ↓ ↓

練習の自己採点

火曜日の練習は100点満点で何点くらいですか？　予想して書きましょう。

また感じたことをなんでも書きましょう。

水

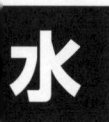

水曜日の練習　準備するもの：鉛筆またはペン、国語の辞書、タイマー

水曜日の練習1　名前の選択　Ⅰ

これからものの名前を聞きます。花の名前があれば、その番号に斜めの線を引きましょう。

```
 1    2    3    4    5    6    7    8    9   10
11   12   13   14   15   16   17   18   19   20
21   22   23   24   25   26   27   28   29   30
31   32   33   34   35   36   37   38   39   40
41   42   43   44   45   46   47   48   49   50
```

水曜日の練習2　　名前の選択　Ⅱ

これからものの名前を聞きます。魚の名前があれば、その番号に斜めの線を引きましょう。

1　2　3　4　5　6　7　8　9　10
11　12　13　14　15　16　17　18　19　20
21　22　23　24　25　26　27　28　29　30
31　32　33　34　35　36　37　38　39　40
41　42　43　44　45　46　47　48　49　50

水曜日の練習3　書き取り　Ⅰ

聞いた順に名前を書き取りましょう。

1　　　　　　　　　　11

2　　　　　　　　　　12

3　　　　　　　　　　13

4　　　　　　　　　　14

5　　　　　　　　　　15

6　　　　　　　　　　16

7　　　　　　　　　　17

8　　　　　　　　　　18

9　　　　　　　　　　19

10　　　　　　　　　 20

水曜日の練習4　書き取り　Ⅱ

聞いた順に名前を書き取りましょう。

1	11
2	12
3	13
4	14
5	15
6	16
7	17
8	18
9	19
10	20

水曜日の練習5　書き取り　Ⅲ

聞いた順に名前を書き取りましょう。

1   11

2   12

3   13

4   14

5   15

6   16

7   17

8   18

9   19

10   20

水曜日の練習6　名前を選択して書き取り

これからものの名前を聞きます。音がのびる食べ物の名前だけを書き取りましょう。

1	11	21
2	12	22
3	13	23
4	14	24
5	15	25
6	16	26
7	17	27
8	18	28
9	19	29
10	20	30

水曜日の練習7　名前の選択　Ⅲ

これからものの名前を聞きます。カタカナ言葉の番号に斜めの線を引きましょう。

1　2　3　4　5　6　7　8　9　10

11　12　13　14　15　16　17　18　19　20

21　22　23　24　25　26　27　28　29　30

水曜日の練習8　数字の選択

7桁の数字を聞きます。始めの数字と終わりの数字が同じであれば、その数字列の番号に斜めの線を引きましょう。

1　2　3　4　5　6　7　8　9　10

11　12　13　14　15　16　17　18　19　20

21　22　23　24　25　26　27　28　29　30

水曜日の練習9　文章の書き取り

文章を聞いて、書き取りましょう。

書き取った文章をみながら、質問に答えましょう。

1）山下さんの結婚式はいつですか？

2）2次会の幹事は誰ですか？

3）2次会の場所はどこですか？

4）2次会は何時からですか？

5）招待客は何人きますか？

水曜日の練習10　意味の選択

これから「長い」もしくは「短い」という言葉を聞きます。「長い」ときは長い棒に「短い」ときは短い棒に、順に斜めの線を引きましょう。

水曜日の練習11　方向の選択

これからいろいろな方向を聞きます。そのなかに右という言葉を聞いたときに、右向きの矢印に、順に斜めの線を引きましょう。

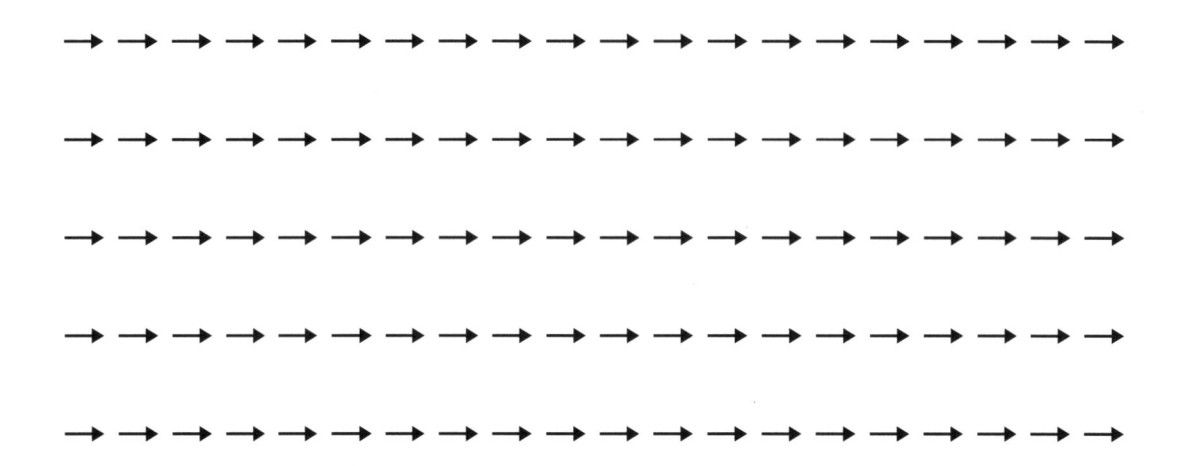

→ → → → → → → → → → → → → → → → → → → →
→ → → → → → → → → → → → → → → → → → → →
→ → → → → → → → → → → → → → → → → → → →
→ → → → → → → → → → → → → → → → → → → →
→ → → → → → → → → → → → → → → → → → → →

練習の自己採点

水曜日の練習は100点満点で何点くらいですか？　予想して書きましょう。

また感じたことをなんでも書きましょう。

木曜日の練習　準備するもの：鉛筆またはペン、国語の辞書、タイマー

木曜日の練習1　名前の選択Ⅰ

これからものの名前を聞きます。飲み物の名前があれば、その番号に斜めの線を引きましょう。

　　1　　2　　3　　4　　5　　6　　7　　8　　9　　10

　11　12　13　14　15　16　17　18　19　20

　21　22　23　24　25　26　27　28　29　30

　31　32　33　34　35　36　37　38　39　40

　41　42　43　44　45　46　47　48　49　50

木曜日の練習2　名前の選択　Ⅱ

これからものの名前を聞きます。スポーツの名前があれば、その番号に斜めの線を引きましょう。

1　2　3　4　5　6　7　8　9　10

11　12　13　14　15　16　17　18　19　20

21　22　23　24　25　26　27　28　29　30

31　32　33　34　35　36　37　38　39　40

41　42　43　44　45　46　47　48　49　50

木曜日の練習3　書き取り　I

聞いた順に名前を書き取りましょう。

1   11

2   12

3   13

4   14

5   15

6   16

7   17

8   18

9   19

10   20

木曜日の練習4　書き取り　Ⅱ

聞いた順に名前を書き取りましょう。

1	11
2	12
3	13
4	14
5	15
6	16
7	17
8	18
9	19
10	20

木曜日の練習5　書き取り　Ⅲ

聞いた順に名前を書き取りましょう。

1	11
2	12
3	13
4	14
5	15
6	16
7	17
8	18
9	19
10	20

木曜日の練習6　名前を選択して書き取り

これからものの名前を聞きます。茶という音がついた飲物の名前だけを書き取りましょう。

1	11	21
2	12	22
3	13	23
4	14	24
5	15	25
6	16	26
7	17	27
8	18	28
9	19	29
10	20	30

木曜日の練習7　　名前の選択　　Ⅲ

これからものの名前を聞きます。カタカナ言葉の番号に斜めの線を引きましょう。

    1   2   3   4   5   6   7   8   9   10

 11 12 13 14 15 16 17 18 19 20

 21 22 23 24 25 26 27 28 29 30

木曜日の練習8　数字の選択

8桁の数字を聞きます。始めの数字と終わりの数字が同じであれば、その数字列の番号に斜めの線を引きましょう。

1　2　3　4　5　6　7　8　9　10

11　12　13　14　15　16　17　18　19　20

21　22　23　24　25　26　27　28　29　30

木曜日の練習9　文章の書き取り

文章を聞いて、書き取りましょう。

書き取った文章をみながら、質問に答えましょう。

1）由美さんは、何人家族ですか？

2）健太君は何歳ですか？

3）由美さんの家の最寄り駅はどこですか？

4）由美さんの仕事は何ですか？

5）健太君は、由美さんが働いている間どこにいますか？

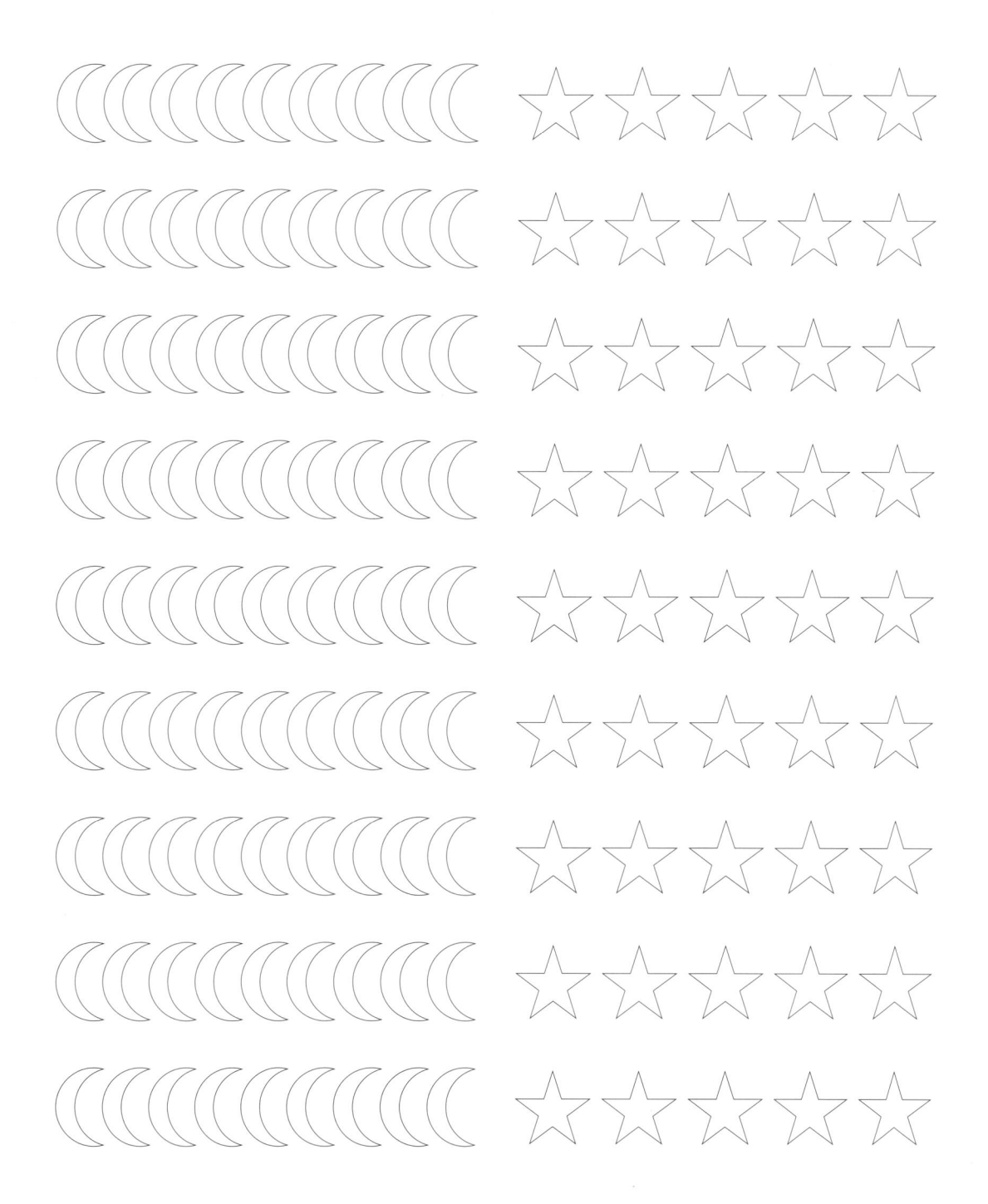

木曜日の練習10　　意味の選択

これから「月」もしくは「星」という言葉を聞きます。「月」のときは月の絵に「星」ときは星の絵に、順に斜めの線を引きましょう。

木曜日の練習11　方向の選択

これからいろいろな方向を聞きます。そのなかに左という言葉を聞いたときに、左向きの矢印に、順に斜めの線を引きましょう。

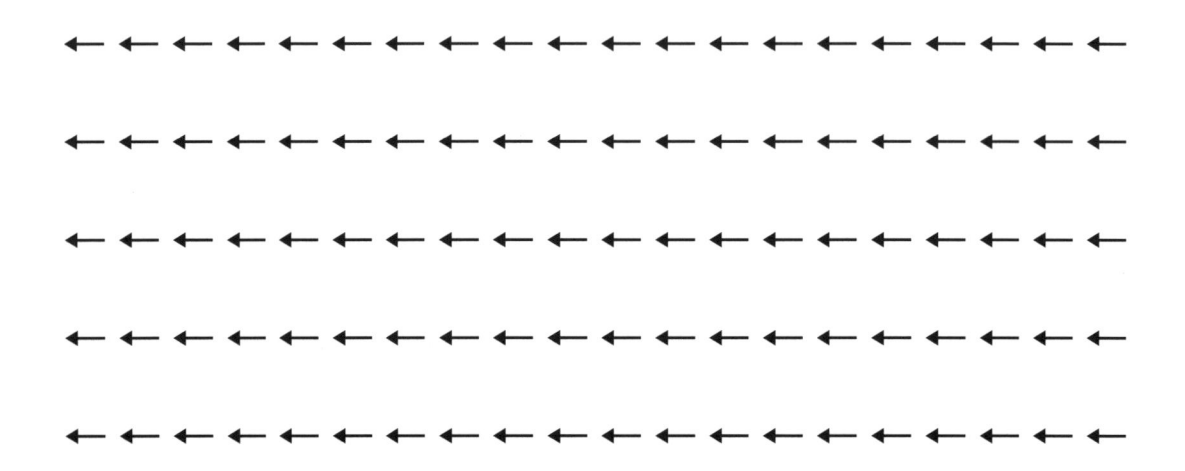

← ← ← ← ← ← ← ← ← ← ← ← ← ← ← ← ← ←

← ← ← ← ← ← ← ← ← ← ← ← ← ← ← ← ← ←

← ← ← ← ← ← ← ← ← ← ← ← ← ← ← ← ← ←

← ← ← ← ← ← ← ← ← ← ← ← ← ← ← ← ← ←

← ← ← ← ← ← ← ← ← ← ← ← ← ← ← ← ← ←

練習の自己採点

木曜日の練習は100点満点で何点くらいですか？　予想して書きましょう。

また感じたことをなんでも書きましょう。

金

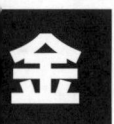

金曜日の練習　準備するもの：鉛筆またはペン、国語の辞書、タイマー

金曜日の練習1　名前の選択　Ⅰ

これからものの名前を聞きます。動物の名前があれば、その番号に斜めの線を引きましょう。

1	2	3	4	5	6	7	8	9	10
11	12	13	14	15	16	17	18	19	20
21	22	23	24	25	26	27	28	29	30
31	32	33	34	35	36	37	38	39	40
41	42	43	44	45	46	47	48	49	50

金曜日の練習2　　名前の選択　　Ⅱ

これからものの名前を聞きます。楽器の名前があれば、その番号に斜めの線を引きましょう。

1　2　3　4　5　6　7　8　9　10

11　12　13　14　15　16　17　18　19　20

21　22　23　24　25　26　27　28　29　30

31　32　33　34　35　36　37　38　39　40

41　42　43　44　45　46　47　48　49　50

金曜日の練習3　書き取り　I

聞いた順に名前を書き取りましょう。

1	11
2	12
3	13
4	14
5	15
6	16
7	17
8	18
9	19
10	20

金曜日の練習4　書き取り　Ⅱ

聞いた順に名前を書き取りましょう。

1	11
2	12
3	13
4	14
5	15
6	16
7	17
8	18
9	19
10	20

金曜日の練習5　書き取り　Ⅲ

聞いた順に名前を書き取りましょう。

1	11
2	12
3	13
4	14
5	15
6	16
7	17
8	18
9	19
10	20

金曜日の練習6　名前を選択して書き取り

これからものの名前を聞きます。「チーズ」「バター」のように、伸びる音を含むものの名前だけを書き取りましょう。

1	11	21
2	12	22
3	13	23
4	14	24
5	15	25
6	16	26
7	17	27
8	18	28
9	19	29
10	20	30

金曜日の練習7　名前の選択Ⅲ

これからものの名前を聞きます。ひらがなもしくは漢字で書く言葉の番号に斜めの線を引きましょう。

1　2　3　4　5　6　7　8　9　10

11　12　13　14　15　16　17　18　19　20

21　22　23　24　25　26　27　28　29　30

金曜日の練習8　数字の選択

9桁の数字を聞きます。始めの数字と終わりの数字が同じであれば、その数字列の番号に斜めの線を引きましょう。

1　2　3　4　5　6　7　8　9　10

11　12　13　14　15　16　17　18　19　20

21　22　23　24　25　26　27　28　29　30

金曜日の練習9　文章の書き取り

次の文章を聞いて、書き取りましょう。

書き取った文章をみながら、質問に答えましょう。

1）ラサ・アプソは何の名前ですか？

2）アプソとはどういう意味ですか？

3）ラサ・アプソの毛は何色ですか？

4）ラサ・アプソが貴族や僧侶に大切にされたのは、なぜですか？

5）ラサ・アプソは日本に何匹くらいいますか？

金曜日の練習10　意味の選択

これから「白い」もしくは「黒い」という言葉を聞きます。「白い」ときは白い丸に「黒い」ときは黒い丸に、順に斜めの線を引きましょう。

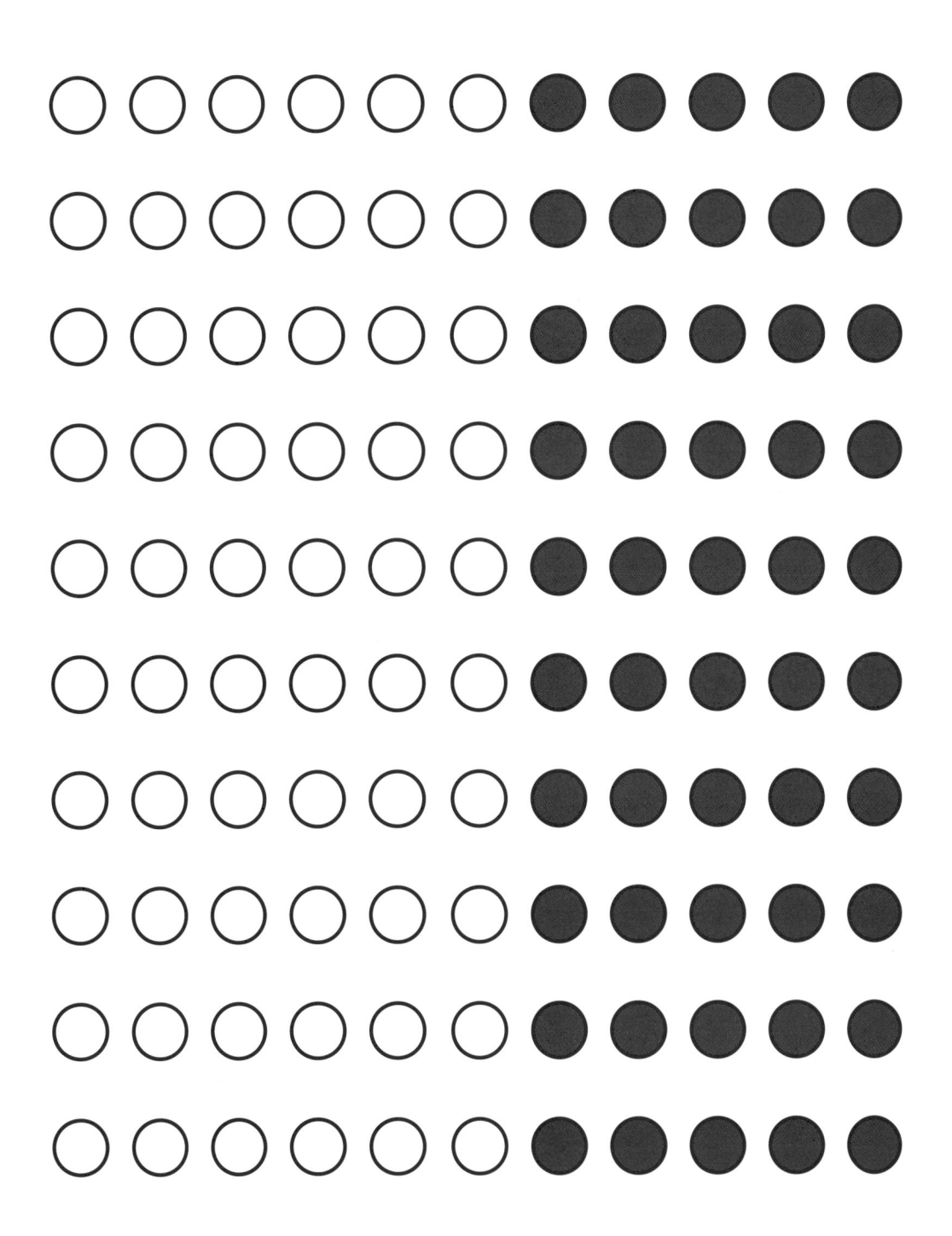

○ ○ ○ ○ ○ ○ ● ● ● ● ●
○ ○ ○ ○ ○ ○ ● ● ● ● ●
○ ○ ○ ○ ○ ○ ● ● ● ● ●
○ ○ ○ ○ ○ ○ ● ● ● ● ●
○ ○ ○ ○ ○ ○ ● ● ● ● ●
○ ○ ○ ○ ○ ○ ● ● ● ● ●
○ ○ ○ ○ ○ ○ ● ● ● ● ●
○ ○ ○ ○ ○ ○ ● ● ● ● ●
○ ○ ○ ○ ○ ○ ● ● ● ● ●
○ ○ ○ ○ ○ ○ ● ● ● ● ●

金曜日の練習11　方向の選択

これからいろいろな方向を聞きます。そのなかに前という言葉を聞いたときに、◎のマークに、順に斜めの線を引きましょう。

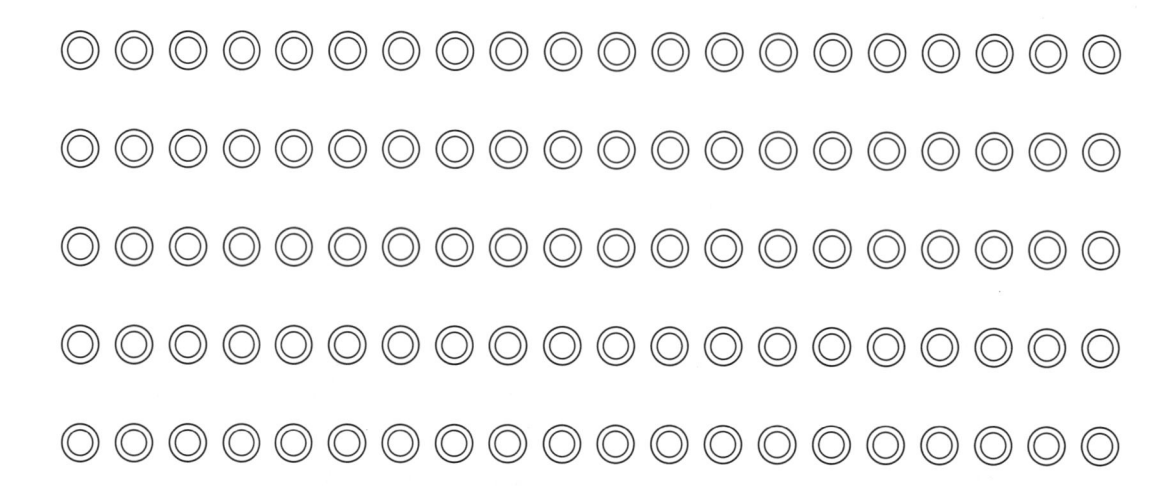

◎◎◎◎◎◎◎◎◎◎◎◎◎◎◎◎◎◎◎◎

◎◎◎◎◎◎◎◎◎◎◎◎◎◎◎◎◎◎◎◎

◎◎◎◎◎◎◎◎◎◎◎◎◎◎◎◎◎◎◎◎

◎◎◎◎◎◎◎◎◎◎◎◎◎◎◎◎◎◎◎◎

◎◎◎◎◎◎◎◎◎◎◎◎◎◎◎◎◎◎◎◎

練習の自己採点

金曜日の練習は100点満点で何点くらいですか？　予想して書きましょう。

また感じたことをなんでも書きましょう。

FM練習帳

脳損傷のリハビリテーションのための方法
TBIリハビリテーション研究所　藤井正子　藤田久美子

聞く注意力の練習帳　II
注意材料を読む方のために

氏　名　_____

実施日　　　年　　　月　　　日　から

　　　　　　年　　　月　　　日　まで

内 容

第2週

覚え書き

練習12　言葉の書き取り

練習13　しりとりのつなぎの文字

練習14　単語の書き取り

練習15　数字の書き取り

練習16　言葉の選択

練習17　数字の選択

練習18　名前の選択

練習19　アルファベットの選択

練習20　連続数字の選択

練習21　言葉の分類

練習22　電話番号の選択

練習23　物語を聞いて書く

練習の自己採点

覚え書き

- 練習は最も集中できるときを選んでやるようにしましょう。
- 集中力がなくなったらやめてもよいですが、あとでまた開始しましょう。
- 練習終了後、100点満点でどのくらいできたか書いてもらいましょう。
- 時間制限はありませんが、なるべくタイマーで施行時間をはかる習慣をつけましょう。
- 各練習の右下にある、（　　個）または（合計　　個）は、練習者の解答数あるいは解答総数です。練習中に記入できる時は記入しましょう。

月

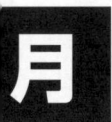

これから練習が始まります。聞く注意力をつけるための訓練です。

月曜日の練習　準備するもの：鉛筆またはペン、国語の辞書、タイマー

月曜日の練習12　言葉の書き取り

これからいろいろな言葉を言います。　そのうち母音で始まる言葉を書き取りましょう。　漢字で書くのはあとでも結構ですので、とりあえず書き取りましょう。

挨拶　番人　店番　家　星空　息　合鍵　尼　遠慮　電気　栄養　父母　育児
往来　海女　行灯　駅　池　押し花　物まね　晴れ　絵の具　愛護　相性　医師
愛想　腕　意地悪　仰向け　板　売り場　薬品　臆病　短期　垢　市場　農家
井戸　教育　赤　横やり　秋　大人　酒のみ　泳ぐ　襟巻き　運転　岩　諦め
飽きる　悲劇　印鑑　応援　憧れ　飲食　贈り物　県会　浅漬け　習慣　足　遊ぶ
卸売り　指切り　頭　甘い　返送　呆れる　音楽　宴会　春風　甘酒　雨漏り
演劇　植木　煙突　横着　追跡　網戸　安心　消防　旅人　暗幕　音痴

(　　　個)

月曜日の練習13　しりとりのつなぎの文字

これからしりとりの言葉を言います。　つなぎになる文字を、順に書き取りましょう。　例えば、ゆうがお　おんどり　りんごでしたら、つなぎの文字は「お」と「り」です。

あいさつ　つばめ　めだか　かちく　くだもの　のり　りす　すし　しまうま　まくら　らっきょう　うさぎ　ぎんがみ　みず　ずけい　いも　もずく　くり　りんどう　うま　まぐろ　ろばた　たき　きもの　のり　りきし　しろ　ろうそく　くれない　いとまき　きどあいらく　くちびる　るいせき　きだて　てんきよほう　うしとだて　てんとうむししんそう　うちあわせ　せいゆう　うらない　いもり　りょうしき　きりぎりす　すうじ　じんこう　うぬぼれ　れんあい　いんさつ　つくえ　えりまき

（　　　　個）

月曜日の練習14　単語の書き取り

これからいろいろな言葉を言います。　聞いたものを順に書きましょう。　漢字で書くのはあとでも結構です。　とりあえず書き取りましょう。

1. 能力検査　2. 漢字読み書き　3. 産地直送　4. 合格証書　5. 会社管理職

6. 健康的食生活　7. 投稿規定　8. 原稿用紙　9. 朝日新聞　10. 電話番号

11. 料理教室　12. 受験者急増　13. 家族表彰　14. 共同作業　15. 高齢者福祉

16. 母乳育児　17. 養護学校　18. 医療機関　19. 運営委員　20. 人口減少

21. 業界専門誌　22. 地価下落　23. 都市整備　24. 賠償責任保険　25. 指導者育成

26. 家庭内暴力　27. 配偶者支援　28. 参加費無料　29. 施設利用　30. 社会適応

（　　　　個）

月曜日の練習15　数字の書き取り

これからいろいろな6桁の数字を言います。　聞いたものを順に書きましょう。

1. 182668
2. 586739
3. 084083
4. 241928
5. 578498
6. 340818
7. 758256
8. 838187
9. 084868
10. 287283
11. 598108
12. 918182
13. 668586
14. 739084
15. 083241
16. 928578
17. 498340
18. 818758
19. 256838
20. 187084
21. 867283
22. 598108
23. 918182
24. 668586
25. 739084
26. 083278
27. 587894
28. 819285
29. 784983
30. 408187
31. 582568
32. 383870
33. 848672
34. 835981
35. 089181
36. 826685
37. 867390
38. 840832
39. 419285
40. 784983

（　　　　個）

月曜日の練習16　言葉の選択

これからいろいろな言葉を言います。　そのなかに本棚という言葉を聞いたときに、あなたの練習帳の本棚という字に、最初から順に斜めの線を引きましょう。

食卓　箪笥　パソコン　ベッド　机　本棚　本箱　カーテン　ジュウタン　布団

畳　本棚　テーブル　本箱　箪笥　床の間　障子　襖　本棚　ジュウタン　鏡台

叩き　洗濯機　クーラー　本棚　カーテン　襖　障子　箪笥　下駄箱　花瓶　畳

本棚　机　ジュウタン　椅子　ベッド　パソコン　本棚　食卓　食器棚　椅子

風鈴　テーブル　机　電話機　障子　箪笥　本棚　クーラー　鏡台　はたき　本棚

鏡台　箪笥　パソコン　床の間　掛け軸　ほうき　花瓶　本棚　下駄箱　畳

ジュウタン　箪笥　風鈴　扇風機　時計　洗濯機　ミシン　ラジオ　襖　畳　障子

ジュウタン　本棚　ほうき　掛け軸　襖　箪笥　花瓶　畳　ベッド

（　　　個）

月曜日の練習17　数字の選択

これからいろいろな数字を言います。　そのなかに8という数字を聞いたときに、あなたの練習帳の8という数字に、順に斜めの線を引きましょう。

1 8 2 6 6 3 5 8 6 7 3 9 0 8 4 0 3 3 2 4 1 9 2 5 5 7 8 4 9 1 3
4 0 3 1 8 7 5 8 2 5 6 8 3 8 8 7 0 8 4 8 6 5 5 2 5 7 2 5 3 5 9
3 1 0 3 9 1 8 1 3 2 6 6 8 5 3 6 7 3 9 0 5 4 0 5 3 2 4 1 9 2 1
5 7 4 4 9 4 3 4 0 8 1 8 7 5 3 2 5 6 8 3 8 5 7 0 5 4 1 6 7 2 1
3 5 9 4 1 0 8 9 1 4 1 8 2 6 6 3 5 8 6 7 3 9 0 8 4 0 1 3 2 7 1
5 4 7 4 9 4 1 9 2 8 5 7 8 4 9 3 3 4 0 8 1 8 7 5 5 2 5 6 1 3 1
4 7 0 4 4 8 6 7 2 8 3 5 9 8 1 0 8 9 1 2 1 2 2 6 6 2 5 1 6 7 3
9 0 4 4 0 8 3 2 4 1 9 2 8 5 7 8 4 9 8 3 4 0 8 1 2 7 5 8 2 5 6
4 3 8 8 7 0 8 4 8 6 7 2 8 3 5 9 8 1 0 8 9 1 8 1 5 8 9 4 6 8 3
2 6 3 8 2 1 4 1 0 2 9 1 8 1 2 2 6 6 8 5 8 6 7 3 9 0 2 4 0 1
3 2 4 1 9 2 8 5 7 2

(　　　個)

月曜日の練習18　名前の選択

これからいろいろな動物の名前を言います。　そのなかに猿という名前を聞いたときに、あなたの練習帳の猿の絵に、順に斜めの線を引きましょう。

熊 鹿 猪 兎 ごりら 猿 鶴 虎 鷺 ろば ポニー パンダ 猿 ライオン

猿 カンガルー 熊 あしか 象 猿 となかい 猿 チンパンジー 猿

おおわし ワラビー 白鳥 ラクダ 兎 猿 猫 犬 きりん 犀 あしか 狼

ふくろう 熊 鹿 猪 兎 ごりら 鶴 猿 虎 鷺 猿 ろば かば

オットセイ コアラ 猿 こうもり りす 猿 鹿 だちょう ぺんぎん

フラミンゴ 猿 山羊 たぬき きつね ラクダ きりん 鷺 ろば ポニー

パンダ 猿 ライオン 犀 猿 あしか 狼 ふくろう 猿 コンドル きじ

いんこ りす 犬 きりん

（　　　個）

月曜日の練習19　アルファベットの選択

これからいろいろなアルファベットを言います。　そのなかにbという音を聞いたときに、あなたの練習帳のbの字に、順に斜めの線を引きましょう。

q t x r b v s z h j k i m n o g a p f e f b c p w d j v i y e
b u f a g p a h x c m t n z o d l i q t r w s b j k l m n j i
k o h p d h c k b g y q r d h u c e j x l i s t z u b h f e g
a v c m w n o f d w f a f l e b g x y k t l d v c z k m v n u
w u o q z r s q r t s w a v j q r u s i y b e l m t n o l b j
t i z h p x e f g h k l q r s b d e j i p v b m n w x u o b
c a d l g h z c b d k t b e f b m v n w o a p b g j k i q r s
x b w m u v n o b w z x a e b c x y y u t k g j l q r s i t g
h j q r s i m z n o p f d b z y a c f l p b a c d h w m u x n
o u x b z b l e g k

(　　　個)

月曜日の練習20　連続数字の選択

これから、3数字セットにした数字を言います。　3数字のまん中が4であるときに、あなたの練習帳の○4○に、順に斜めの線を引きましょう。

943　084　868　441　348　046　277　943　837　579

568　887　828　728　359　245　810　891　818　266

858　644　541　673　908　408　324　192　857　849

834　846　081　875　825　241　683　887　084　867

283　598　108　918　182　441　668　586　940　739

084　049　083　278　587　894　192　857　445　647

849　834　081　742　875　825　683　887　087　867

283　598　345　283　598　840　108　918　182　256

943　048　868　491　348　026　247　943　897　579

568　887　828　728　359　245　810　891　818　246

（　　　　個）

月曜日の練習21　言葉の分類

次の3つの、のみもの、果物　魚の箱になかに、これから言う言葉を分類して書きましょう。　分類しきれない言葉は箱の外に書きましょう。

　　　　　　　のみもの　　　　果物　　　　　魚

ワイン　みかん　ぶり　紅茶　いちご　緑茶　あじ　さわら

マンゴ　ビール　鯉　シャンパン　りんご　いわし　バナナ

コーラ　あゆ　柿　日本酒　ぽんかん　まぐろ　めろん　ジュース

きんかん　とびうお　さば　コーヒー　びわ　ウーロン茶　ふな

　　　　（のみもの　　　個）（果物　　　個）（魚　　　個）

　　　　　　　　　　　　　　　　　（合計　　　個）

月曜日の練習22　電話番号の選択

あなたの電話番号は4312－5869です。　あなたの電話番号を聞いたときに、あなたの練習帳の〇に線を引きましょう。

2571－3777
3655－7402
4872－0386
3602－5911
5616－5230
4312－5869
5660－9961
7853－4875
6561－5188
8853－0091
4312－5869
3251－2104
5571－0253
4312－5869
9607－3510
2605－7078
4312－5869
3291－2862
4312－5869
5843－7211
2844－3894
3567－3301
7564－2211
8910－6743
9697－3510

（　　　個）

月曜日の練習23　聞いて書く

これから5分間ゆっくりと物語を読みます。　聞いたものをすぐに書きましょう。ひらがなで書いたものは、あとでゆっくり漢字に直しましょう。　消しゴムは使わずにひらがなもそのまま残しておきましょう。

私の勉強友達との話です。　練習帳を2人でやることにしました。　やり方を私は先生にきいてきて、友人に知らせる事にしていました。　それが遅くなってしまって友人はなにをしているんだと怒りました。　自分は忙しくて遅くなってしまったのに短気なやつと思い、みせしめに前に渡してあった練習帳を回収して帰ってきてしまいました。　少し短気を起こしたように自分でも思いましたが、あなたはどちらに加勢しますか教えて下さい。

練習の自己採点

今日の練習は100点満点で何点くらいになるか予想して採点してもらいましょう。

そのほか感じたことも書いてもらいましょう。

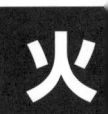

火曜日の練習　準備するもの：鉛筆またはペン、国語の辞書、タイマー

火曜日の練習12　言葉の書き取り

これからいろいろな言葉を言います。　そのうち母音で始まる言葉を書き取りましょう。　漢字で書くのはあとでも結構ですので、とりあえず書き取りましょう。

愛護　番人　店番　家屋　星空　生き物　合鍵　尼　遠慮　電気　影響　父母

育児　往来　海女　行灯　駅員　池　押し花　物まね　晴れ　絵の具　愛護　相性

医師　愛想　腕　意地悪　仰向け　板　売り場　薬品　追い打ち　短期　垢　市場

農家　井戸　教育　蟻　横やり　秋　大人　酒のみ　泳ぐ　襟巻き　運河　岩

諦め　飽きる　悲劇　印鑑　応援　憧れ　飲食　贈り物　県会　浅漬け　習慣

足　遊ぶ　卸売り　指切り　頭　甘い　返送　呆れる　音楽　宴会　春風　甘酒

菖蒲　演劇　植木　煙突　横着　追跡　網戸　安心　消防　旅人　暗幕　音痴

後ろ姿

（　　　　個）

火曜日の練習13　しりとりのつなぎの文字

これからしりとりの言葉を言います。　つなぎになる文字を、順に書き取りましょう。　例えば、ゆうがお　おんどり　りんごでしたら、つなぎの文字は「お」と「り」です。

あいさつ　つばめ　めだか　かちく　くだもの　のり　りす　すし　しまうま　まくら　らっきょう　うさぎ　ぎんがみ　みず　ずけい　いも　もずく　くり　りんどう　うま　まぐろ　ろばた　たき　きもの　のり　りきし　しろ　ろうそく　くれない　いとまき　きどあいらく　くちびる　るいせき　きだて　てんきよほう　うしろだて　てんとうむし　しんそう　うちあわせ　せいゆう　うらない　いもり　りょうしき　きりぎりす　すうじ　じんこう　うぬぼれ　れんあい　いんさつ　つくえ　えりまき

（　　　　個）

火曜日の練習14　単語の書き取り

これからいろいろな言葉を言います。　聞いたものを順に書きましょう。　漢字で書くのはあとでも結構です。　とりあえず書き取りましょう。

1. 選手　2. 監督　3. 軍事作戦　4. 平和会議　5. 内閣発足　6. 新聞社

7. 高級車　8. 大衆文化　9. 安全性　10. 東京　11. 将来　12. 問題　13. 道路

14. 肝炎患者　15. 返済　16. 紛争　17. 過激派　18. 博物館　19. 取材

20. 報告義務　21. 地域　22. 自由　23. 副産物　24. 俳句　25. 青少年

26. 応募資格　27. 相手　28. 人材　29. 国際親善　30. 情報提供

（　　　　個）

火曜日の練習15　数字の書き取り

これからいろいろな6桁の数字を言います。　聞いたものを順に書きましょう。

1. 182685   2. 867390   3. 840632   4. 419265

5. 784983   6. 408187   7. 562568   8. 361870

9. 848682   10. 872635   11. 961089   12. 161826

13. 858673   14. 908406   15. 324192   16. 857849

17. 634081   18. 675825   19. 683816   20. 708486

21. 726359   22. 610891   23. 818268   24. 586739

25. 084063   26. 278587   27. 694819   28. 265784

29. 963408   30. 167562   31. 568383   32. 870848

33. 672635   34. 981089   35. 116268   36. 586739

37. 084083   38. 241928   39. 576498   40. 340818

（　　　　個）

火曜日の練習16　言葉の選択

これからいろいろな言葉を言います。　そのなかに椅子という言葉を聞いたときに、あなたの練習帳の椅子という字に、最初から順に斜めの線を引きましょう。

椅子　食卓　箪笥　パソコン　ベッド　机　本棚　本箱　カーテン　ジュウタン

布団　畳　本棚　椅子　テーブル　本箱　箪笥　床の間　椅子　襖　本棚　椅子

ジュウタン　鏡台　叩き　洗濯機　クーラー　本棚　カーテン　襖　椅子　箪笥

下駄箱　花瓶　畳　本棚　机　ジュウタン　椅子　ベッド　パソコン　本棚　食卓

食器棚　椅子　風鈴　テーブル　机　電話機　椅子　椅子　箪笥　本棚　クーラー

鏡台　はたき　本棚　鏡台　箪笥　パソコン　床の間　椅子　掛け軸　ほうき

花瓶　本棚　下駄箱　畳　ジュウタン　箪笥　風鈴　扇風機　時計　椅子　洗濯機

ミシン　ラジオ　襖　畳　本棚　椅子　椅子　ジュウタン　本棚　ほうき　掛け軸

椅子　椅子　箪笥　花瓶　畳　ベッド

（　　　個）

火曜日の練習17　数字の選択

これからいろいろな数字を言います。　そのなかに7という数字を聞いたときに、あなたの練習帳の7という数字に、順に斜めの線を引きましょう。

1 7 2 6 6 8 5 7 6 7 3 9 0 8 4 0 7 3 2 4 1 9 2 8 5 7 8 4 9 8 3
4 0 7 8 7 5 8 2 5 6 8 3 8 7 7 0 7 4 8 6 8 7 2 8 7 2 8 3 5 9 7
1 0 8 9 1 7 1 8 2 6 6 7 5 8 6 7 3 9 0 8 4 0 7 3 2 4 1 9 2 8 5
7 8 4 9 7 3 4 0 8 1 7 7 5 8 2 5 6 8 3 8 7 7 0 8 4 8 6 7 2 8 3
5 9 7 1 0 8 9 1 7 1 8 2 6 6 7 5 6 7 3 9 0 8 4 0 8 3 2 7 8 5
7 7 8 9 4 1 9 2 8 5 7 7 4 9 8 3 4 0 7 1 7 7 5 7 2 5 6 8 3 8 7
7 0 8 4 8 6 7 2 7 3 5 9 8 1 0 8 9 1 8 1 8 2 6 6 7 5 8 6 7 3 9
0 7 4 0 7 3 2 4 1 9 2 8 5 7 8 4 9 7 3 4 0 8 1 8 7 5 8 2 5 6 8
3 7 8 7 0 8 4 8 6 7 2 7 3 5 9 7 1 0 8 9 1 8 1 5 7 9 4 6 3 8
6 3 7 2 1 4 1 0 8 9 1 8 1 7 2 8 7 6 8 5 8 6 7 3 9 0 8 4 0 8 3
2 4 1 9 2 8 5 7 8

(　　　　個)

火曜日の練習18　名前の選択

これからいろいろな動物の名前を言います。　そのなかに虎という名前を聞いたときに、あなたの練習帳の虎の絵に、順に斜めの線を引きましょう。

熊 鹿 猪 兎 ごりら 猿 鶴 虎 鷺 ろば ポニー パンダ 猿 ライオン

虎 カンガルー 熊 あしか 象 猿 となかい 虎 チンパンジー 猿

おおわし ワラビー 白鳥 ラクダ 兎 猿 猫 犬 虎 きりん 犀 あしか

狼 ふくろう 熊 鹿 猪 兎 ごりら 鶴 猿 虎 鷺 虎 ろば かば

オットセイ コアラ 猿 こうもり 虎 りす 鹿 だちょう ぺんぎん

フラミンゴ 虎 猿 山羊 たぬき きつね ラクダ きりん 鷺 ろば ポニー

パンダ 猿 ライオン 犀 虎 あしか 狼 ふくろう 虎 コンドル きじ

いんこ りす 犬 きりん

（　　　個）

火曜日の練習19　アルファベットの選択

これからいろいろなアルファベットを言います。　そのなかにxいう音を聞いたときに、あなたの練習帳のxの字に、順に斜めの線を引きましょう。

q t x r v s z h j k i m n o g a p x e f b c p w d j v i y e u
f a g p a h x c m t n z o d l i q t r w s j k l m n j i k o h
p d h c k g y q r d h u c e j x l i s t z u h f e g a v c m f
w n o f d w x a f l e g x y k t l d v c z k m v n u w u o q z
r s q r t s w a v x j q r u f s i y b e l m t n o l b j t i z
h p x e f g h k l q v x r x s b d e j i p v b m n w x u o b c
a d l g h z c b d k t b e f b m v n w o a p b f g j k i q r s
x b w m u v n o b w z x b a e b c x y y u t k g j l q r s i t
b g f h j f q r s i m z n o p f d b z y a c f l p b a c d h w
m u n o u x b z b l e g k f d x b z u x x p d a c x d w x t m

（　　　個）

26

火曜日の練習20　連続数字の選択

これから、3数字セットにした数字を言います。　3数字のまん中が5であるときに、あなたの練習帳の○5○に、順に斜めの線を引きましょう。

943　084　838　451　348　056　277　943　857　559

568　887　828　738　359　255　810　891　818　266

858　654　541　673　908　408　324　192　857　849

834　856　081　855　841　241　683　887　054　867

283　598　108　938　152　441　668　556　950　739

054　059　083　278　537　894　192　857　455　647

849　834　081　742　875　835　633　857　084　867

253　598　355　253　598　840　138　918　182　256

943　084　868　491　348　036　247　943　897　579

568　887　828　728　359　235　810　891　818　266

(　　　　個)

火曜日の練習21　言葉の分類

次の3つの、とり、魚、ほ乳類の箱になかに、これから言う言葉を分類して書きましょう。　分類しきれない言葉は箱の外に書きましょう。

　　　　　　　とり　　　　　魚　　　　　ほ乳類

あひる　　あじ　　くじゃく　　まうす　　鯉　　七面鳥　　犬　　まぐろ
きじ　　猫　　ほろほろちょう　　きりん　　とびうお　　たぬき　　かも
すずき　　猿　　きつつき　　ごりら　　ぺんぎん　　熊　　兎　　いさき
しまうま　　かつお　　うぐいす　　いわし　　こまどり　　さんま　　きつね

　　　　　（とり　　　個）（魚　　　個）（ほ乳類　　　個）

　　　　　　　　　　　　　　　　　　　（合計　　　個）

火曜日の練習22　電話番号の選択

あなたの電話番号は7312－5869です。　あなたの電話番号を聞いたときに、あなたの練習帳の○に線を引きましょう。

2571－3777
3655－7402
4872－0386
3602－5911
5616－5230
7312－5869
5660－9961
7853－4875
6561－5188
8853－0091
7312－5869
3251－2104
5571－0253
7312－5869
9607－3510
2605－7078
7312－5869
3291－2862
7312－5869
5843－7211
2844－3894
3567－3301
7564－2211
7312－5860
8910－6743
9697－3510

(　　　個)

火曜日の練習23　聞いて書く

これから5分間ゆっくりと物語を読みます。　聞いたものをすぐに書きましょう。ひらがなで書いたものは、あとでゆっくり漢字に直しましょう。　消しゴムは使わずにひらがなもそのまま残しておきましょう。

人類史上の最大の汚点の1つとされているものに、アメリカ大陸における奴隷制度がある。　これは15世紀末の大航海時代に、その源がある。　アフリカ大陸で、未開の肌の黒い人を最初に見たのは、そこに行ったヨーロッパ人で、　最初は、現地での手伝いにあたらせていたが、植民地が増えるにしたがい、そこに労働力として送り込んでいった。　16世紀後半に、ポルトガルやスペインを中心にして、奴隷貿易として、アフリカの住民が、商品となったのがその始まりである。

練習の自己採点

今日の練習は100点満点で何点くらいになるか予想して採点してもらいましょう。

そのほか感じたことも書いてもらいましょう。

水

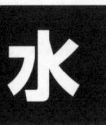

水曜日の練習　準備するもの：鉛筆またはペン、国語の辞書、タイマー

水曜日の練習12　言葉の書き取り

これからいろいろな言葉を言います。　そのうち母音で始まる言葉を書き取りましょう。　漢字で書くのはあとでも結構ですので、とりあえず書き取りましょう。

綾取り　番人　店番　家　星空　息　合鍵　尼　遠慮　暖炉　栄養　父母　育児
往来　海女　あやめ　駅　泉　押し花　物まね　晴れ　絵の具　愛護　相性　医師
愛想　腕　意地悪　仰向け　板　売り場　薬品　臆病　短期　織物　市場　農家
井戸　教育　赤　横やり　いか　大人　酒のみ　泳ぐ　襟巻き　運転　岩　案内
飽きる　悲劇　印鑑　応援　憧れ　飲食　贈り物　県会　浅漬け　習慣　足　遊ぶ
卸売り　指切り　頭　甘い　返送　呆れる　音程　宴会　春風　甘酒　雨漏り
演劇　植木　煙突　横着　追跡　網戸　安心　消防　旅人　暗幕　音痴

（　　　個）

水曜日の練習13　しりとりのつなぎの文字

これからしりとりの言葉を言います。　つなぎになる文字を、順に書き取りましょう。　例えば、こども　もず　ずめんであったら、「も」と「ず」です。

あたま　まくら　らくだ　だんかい　いと　とうだい　いんし　しか　かちく

くだもの　のり　りす　すもも　もり　りそく　くるま　まち　ちり　りく

くも　もちもの　のしがみ　みず　ずいき　きくばり　りんどう　うま

まんじゅしゃげ　げんこつ　つなみ　みつばち　ちから　らんま　まつ　つり

りそう　うし　しかく　くれない　いとまき　きく　くちびる　るいせきあかじ

じこく　くもり　りんどう　うちわ　わらじ　じむしょり　りし　しがらみ

（　　　個）

水曜日の練習14　単語の書き取り

これからいろいろな言葉を言います。　聞いたものを順に書きましょう。　漢字で書くのはあとでも結構です。　とりあえず書き取りましょう。

1. 地球環境　2. 再生産　3. 季節　4. 公務員　5. 職業選択　6. 自由

7. 年齢　8. 法律　9. 生活安定　10. 友人　11. 境界線　12. 大統領選

13. 選挙速報　14. 文化財　15. 電気　16. 厚生労働省　17. 気分　18. 物置

19. 言葉　20. 便利　21. 結婚　22. 氏名　23. 批判　24. 情報公開　25. 外交官

26. 民間　27. 食品　28. 安全基準　29. 欧州連合　30. 行政

(　　　個)

水曜日の練習15　数字の書き取り

これからいろいろな6桁の数字を言います。　聞いたものを順に書きましょう。

1. 142648
2. 586739
3. 084083
4. 241924
5. 578498
6. 340818
7. 758256
8. 834140
9. 848682
10. 872835
11. 981489
12. 181466
13. 858673
14. 908404
15. 324192
16. 857849
17. 834041
18. 875425
19. 683818
20. 708486
21. 728359
22. 410891
23. 814266
24. 854673
25. 908404
26. 327858
27. 789481
28. 928578
29. 498340
30. 818758
31. 256834
32. 387044
33. 867283
34. 598104
35. 918182
36. 664586
37. 739084
38. 083241
39. 924578
40. 498340

(　　　　個)

水曜日の練習16　言葉の選択

これからいろいろな言葉を言います。　そのなかに食器という言葉を聞いたときに、あなたの練習帳の食器という字に、最初から順に斜めの線を引きましょう。

椅子　食卓　食器　箪笥　パソコン　ベッド　食器　机　本棚　食器　本箱

カーテン　ジュウタン　布団　畳　本棚　椅子　食器　テーブル　食器　本箱

食器　箪笥　床の間　障子　襖　本棚　椅子　ジュウタン　鏡台　叩き　洗濯機

クーラー　本棚　カーテン　襖　障子　箪笥　下駄箱　花瓶　畳　本棚　机

ジュウタン　椅子　ベッド　食器　パソコン　本棚　食卓　食器棚　食器　椅子

風鈴　テーブル　机　電話機　障子　椅子　箪笥　食器　本棚　クーラー　鏡台

はたき　食器　本棚　鏡台　箪笥　パソコン　床の間　椅子　掛け軸　ほうき

花瓶　本棚　下駄箱　畳　食器　ジュウタン　箪笥　風鈴　扇風機　時計　椅子

洗濯機　ミシン　ラジオ　襖　畳　本棚　食器　椅子　食器　障子　ジュウタン

食器　本棚　ほうき　掛け軸　襖　椅子　箪笥　花瓶　食器　畳　ベッド

　　　　　　　　　　　　　　　　　　　　　　　　　　（　　　個）

水曜日の練習17　数字の選択

これからいろいろな数字を言います。　そのなかに4という数字を聞いたときに、あなたの練習帳の4という数字に、順に斜めの線を引きましょう。

1 8 2 6 4 8 5 8 6 7 3 9 0 8 4 0 6 3 2 4 1 9 2 6 5 7 8 4 9 8 3
4 0 8 1 8 7 5 8 2 5 6 8 3 8 4 4 7 0 8 4 8 6 4 2 6 7 2 8 3 5 9
8 1 0 6 9 1 6 1 8 2 6 6 8 5 4 6 7 3 9 0 8 4 0 8 3 2 4 1 9 2 8
5 7 8 4 9 6 3 4 0 8 1 8 7 5 8 2 5 6 8 3 8 1 8 7 0 8 4 8 6 7 2
4 3 5 9 8 1 0 8 9 1 8 1 6 2 6 6 8 5 8 6 7 3 9 0 4 4 0 8 3 2 7
8 5 8 7 8 9 4 1 9 2 4 5 7 8 4 9 8 3 4 0 8 1 8 7 5 8 2 5 6 8 3
8 3 4 7 0 8 4 8 6 7 2 8 3 5 9 8 1 0 8 9 1 4 1 8 2 6 6 6 5 4 6
7 3 9 0 8 4 0 8 3 2 4 1 9 2 8 5 7 8 4 9 4 3 4 0 8 1 8 7 5 4 2
5 6 4 3 8 2 8 7 0 8 4 8 6 7 2 4 3 5 9 8 1 0 8 9 1 8 1 5 8 9 4
6 4 3 4 6 3 4 2 1 4 1 0 8 9 1 8 1 4 2 8 6 6 8 5 4 6 7 3 9 0 8
4 0 8 3 2 4 1 9 2 8 5 7 4 4 6 7 2 7 4 3 5 4 8 4 1 4 0 8 9 4 1

(　　　個)

水曜日の練習18　名前の選択

これからいろいろな動物の名前を言います。　そのなかに鷲という名前を聞いたときに、あなたの練習帳の鷲の絵に、順に斜めの線を引きましょう。

熊　鹿　猪　兎　ごりら　猿　鶴　虎　鷲　ろば　ポニー　パンダ　猿　ライオン　猿　カンガルー　熊　鷲　あしか　鷲　象　猿　となかい　猿　チンパンジー　猿　おおわし　ワラビー　白鳥　ラクダ　兎　猿　鷲　猫　犬　きりん　犀　あしか　狼　ふくろう　熊　鹿　猪　兎　ごりら　鶴　猿　虎　猿　鷲　ろば　かば　オットセイ　鷲　コアラ　猿　こうもり　りす　鹿　だちょう　ぺんぎん　フラミンゴ　猿　山羊　たぬき　きつね　ラクダ　きりん　鷲　ろば　ポニー　鷲　パンダ　猿　ライオン　犀　鷲　猿　あしか　狼　ふくろう　猿　コンドル　きじ　いんこ　りす　犬　鷲　猿　きりん

（　　　　個）

水曜日の練習19　アルファベットの選択

これからいろいろなアルファベットを言います。　そのなかにfという音を聞いたときに、あなたの練習帳のfの字に、順に斜めの線を引きましょう。

```
q a t x r v s z h j k i f x m n o g a p c e f b f c p a w d j
v i y e u f a g p a h x c m a t n z o d l i f q x t r w f s j
k l m n j i k o f h p d h c k g y q f r d h u c e j a x l x i
a f s t z u h f e g a f v c m w n a o f d w f a f l e g x y k
t l d v c z k m v f n u w a u a o q z r s q f r t s f w a v j
q r u s i y b e l m t n o l b j t i f z c x h p x e f g a h k
l q v r s b d e j f i p v f b m n w x u o b c a d l g h f z c
b x d k t b e f b a m v n w o a p b g j k i q r s x f b b w m
u v n o b w z x f b a e b x c x y y u t k g a j l q r s i a t
b g h j q r f s i m z f n o p f d b z y a c f l p b a c d h w
m u x n o u x b z b l a f e g k
```

（　　　　個）

水曜日の練習20　　連続数字の選択

これから、3数字セットにした数字を言います。　3数字のまん中が7であるときに、あなたの練習帳の○7○に、順に斜めの線を引きましょう。

943　084　868　451　348　056　277　943　837　559

568　887　828　728　379　255　810　891　818　266

878　674　541　673　908　408　324　192　857　849

834　856　081　875　875　241　683　887　054　867

283　598　108　918　152　441　668　556　950　739

074　059　083　278　577　894　192　857　455　647

849　834　081　772　875　825　653　857　084　867

253　598　355　283　598　840　108　918　182　256

943　084　868　471　348　026　247　943　897　579

568　877　828　728　359　255　810　891　818　266

（　　　　個）

水曜日の練習21　言葉の分類

次の3つの、昆虫、ほ乳類、貝の箱になかに、これから言う言葉を分類して書きましょう。　分類しきれない言葉は箱の外に書きましょう。

　　　　　　昆虫　　　　ほ乳類　　　　貝

はまぐり　くも　まうす　しじみ　ぶよ　あり　犬　とんぼ
ほたて　猫　かまきり　ムール貝　たぬき　猿　はち　きりぎりす
ごりら　熊　みつばち　兎　しまうま　かき　あさり　ほたる
せみ　すずむし　きつね　ごきぶり　たからがい　かげろう

　　　　（昆虫　　　個）（ほ乳類　　　個）（貝　　　個）

　　　　　　　　　　　　　　　　　　（合計　　　個）

水曜日の練習22　電話番号の選択

あなたの電話番号は8342－1869です。　あなたの電話番号を聞いたときに、あなたの練習帳の○に線を引きましょう。

2571－3777
3655－7402
4872－0386
3602－5911
5616－5230
8342－1869
5660－9961
7853－4875
6561－5188
8853－0091
8342－1869
3251－2104
5571－0253
8342－1869
9607－3510
2605－7078
8342－1869
3291－2862
8342－1869
5843－7211
2844－3894
3567－3301
7564－2211
8910－6743
9697－3510

（　　　個）

水曜日の練習23　聞いて書く

これから5分間ゆっくりと物語を読みます。　聞いたものをすぐに書きましょう。ひらがなで書いたものは、あとでゆっくり漢字に直しましょう。　消しゴムは使わずにひらがなもそのまま残しておきましょう。

こどもが生まれたときに、名前をつけるときの望ましい名づけ方として、10の注意をあげられる。　それは、良い意味の名でありいわれがあること、姓と名の調和がとれていること、綴りが簡単で紛らわしくないもの、読みやすく発音しやすいもの、愛称形にしたときおかしくないもの、不快縁起の悪い意味の名前はもちろん、そうしたイメージを連想させないもの、国籍に合ったもの、頭文字にしたときに悪い意味にならないもの、説明しないと分かって貰えないような名でないこと、性別が明らかなもの、である。

練習の自己採点

今日の練習は100点満点で何点くらいになるか予想して採点してもらいましょう。

そのほか感じたことも書いてもらいましょう。

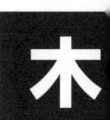

木曜日の練習　準備するもの：鉛筆またはペン、国語の辞書、タイマー

木曜日の練習12　言葉の書き取り

これからいろいろな言葉を言います。　そのうち母音で始まる言葉を書き取りましょう。　漢字で書くのはあとでも結構ですので、とりあえず書き取りましょう。

朝日　交番　店番　家　橋　息　合鍵　尼　遠慮　電気　栄養　父母　育児　往来
海女　行灯　駅　池　押し花　物まね　晴れ　絵の具　愛護　相性　医師　愛想
腕　意地悪　仰向け　板　売り場　薬品　臆病　短期　垢　市場　農家　井戸
教育　粟　石垣　横やり　秋　大人　酒のみ　泳ぐ　襟巻き　運転　岩　諦め
飽きる　悲劇　印鑑　応援　憧れ　飲食　贈り物　県会　浅漬け　習慣　足　遊ぶ
卸売り　指切り　甘い　返送　呆れる　音楽　宴会　春風　甘酒　雨漏り　演劇
植木　煙突　横着　追跡　網戸　安心　消防　旅人　暗幕　音痴

（　　　　個）

木曜日の練習13　しりとりのつなぎの文字

これからしりとりの言葉を言います。　つなぎになる文字を、順に書き取りましょう。　例えば、ゆうがお　おんどり　りんごでしたら、つなぎの文字は「お」と「り」です。

あか　かんげき　きつつき　きんぽうげ　げんき　きしつ　つば　ばんかい
いろり　りくつ　つりばし　しんがい　いし　しつけ　けだもの　のうりつ
つかい　いりえ　えかき　きしべ　べんかい　いりぐち　ちしき　きんときまめ
めだか　かまきり　りきそう　うち　ちから　らんぼう　うかい　いんちき
きし　しかく　くし　しんそう　うた　たんぽ　ぽひょう　うしろ　ろうそく
くれない　いま　まくら　らっきょう　うさぎ　ぎり　りかい　いもの　のり

（　　　個）

木曜日の練習14　単語の書き取り

これからいろいろな言葉を言います。　聞いたものを順に書きましょう。　漢字で書くのはあとでも結構です。　とりあえず書き取りましょう。

1. 農林水産省　2. 報告書　3. 真実　4. 助言　5. 天気予報　6. 無党派層
7. 有効期限　8. 世論　9. 安全　10. 医療　11. 不良債権　12. 時代　13. 被害届
14. 夏祭　15. 会員制　16. 販売　17. 司会　18. 部活動　19. 写真展　20. 道順
21. 証明書　22. 司会　23. 宿泊施設　24. 歓迎　25. 世界大会　26. 応募者
27. 理想像　28. 掲載　29. 誕生日　30. 音楽会

(　　　　個)

木曜日の練習15　数字の書き取り

これからいろいろな6桁の数字を言います。聞いたものを順に書きましょう。

1. 826625　　2. 867390　　3. 840232　　4. 419285

5. 784923　　6. 408187　　7. 582562　　8. 321870

9. 248682　　10. 872835　　11. 921089　　12. 121826

13. 625867　　14. 390840　　15. 232419　　16. 285784

17. 923408　　18. 187582　　19. 568381　　20. 270842

21. 672835　　22. 981089　　23. 181826　　24. 285867

25. 390240　　26. 832785　　27. 278942　　28. 192857

29. 849234　　30. 081875　　31. 825683　　32. 238708

33. 486728　　34. 359210　　35. 891818　　36. 266852

37. 673908　　38. 408324　　39. 192157　　40. 849834

（　　　　個）

木曜日の練習16　言葉の選択

これからいろいろな言葉を言います。　そのなかに冷房という言葉を聞いたときに、あなたの練習帳の冷房という字に、最初から順に斜めの線を引きましょう。

暖房　食卓　冷房　食器　箪笥　パソコン　ベッド　冷房　食器　机　本棚　食器

本箱　冷房　カーテン　冷房　ジュウタン　暖房　布団　畳　本棚　椅子　食器

テーブル　冷房　食器　本箱　食器　箪笥　床の間　障子　襖　本棚　椅子

ジュウタン　鏡台　叩き　洗濯機　冷房　本棚　カーテン　襖　障子　箪笥　暖房

下駄箱　冷房　花瓶　畳　本棚　机　ジュウタン　椅子　ベッド　食器　パソコン

本棚　食卓　食器棚　冷房　食器　椅子　風鈴　テーブル　机　電話機　障子

椅子　箪笥　食器　本棚　暖房　冷房　鏡台　はたき　食器　本棚　鏡台　箪笥

パソコン　床の間　椅子　掛け軸　冷房　ほうき　花瓶　本棚　下駄箱　畳　食器

ジュウタン　冷房　箪笥　風鈴　扇風機　時計　椅子　暖房　洗濯機　ミシン

ラジオ　襖　畳　本棚　食器　冷房　椅子　食器　障子　ジュウタン　食器　本棚

冷房　ほうき　掛け軸　襖　椅子　箪笥　花瓶　冷房　食器　畳　冷房　ベッド

（　　　個）

木曜日の練習17　数字の選択

これからいろいろな数字を言います。　そのなかに3という数字を聞いたときに、あなたの練習帳の3という数字に、順に斜めの線を引きましょう。

1 8 2 6 6 8 5 3 6 7 3 9 0 3 4 0 8 3 2 4 1 9 2 8 5 7 8 4 9 8 3
4 0 8 1 3 7 5 8 2 5 6 8 3 8 1 3 7 0 3 4 8 6 8 2 3 7 2 8 3 5 9
8 1 0 8 9 1 8 1 2 6 6 3 5 8 6 7 3 9 0 8 4 0 8 3 2 4 1 9 2 3
5 7 8 4 9 8 3 4 0 8 1 8 7 5 8 2 5 6 8 3 8 1 8 7 0 8 4 8 6 7 2
8 3 5 9 3 1 0 3 9 1 8 1 3 2 6 6 3 5 8 6 7 3 9 0 8 4 0 8 3 2 7
8 5 3 7 8 9 4 1 9 2 8 5 7 8 4 9 3 3 4 0 8 1 8 7 5 8 2 5 6 8 3
8 3 8 7 0 3 4 8 6 7 2 8 3 5 9 8 1 0 8 9 1 8 1 3 2 6 6 3 5 8 6
7 3 9 0 8 4 0 8 3 2 4 1 9 2 8 5 7 8 4 9 8 3 4 0 8 1 8 7 5 8 2
5 6 3 3 8 2 3 7 0 8 4 8 6 7 2 8 3 5 9 8 1 0 8 9 1 8 1 5 3 9 4
6 8 3 8 6 3 8 2 1 4 1 0 8 9 1 8 1 3 2 6 6 3 5 3 6 7 3 9 0 8
4 0 8 3 2 4 1 9 2 8 5 7 8 6 3 5 8 3 1 4 2 6 6

(　　　　　　個)

木曜日の練習18　名前の選択

これからいろいろな動物の名前を言います。　そのなかに熊という名前を聞いたときに、あなたの練習帳の熊の絵に、順に斜めの線を引きましょう。

熊 鹿 猪 兎 ごりら 猿 鶴 虎 鷺 ろば ポニー パンダ 猿 ライオン
猿 カンガルー 熊 あしか 象 熊 となかい 猿 チンパンジー 猿 熊
おおわし ワラビー 白鳥 ラクダ 兎 猿 猫 犬 きりん 犀 あしか 狼
ふくろう 熊 鹿 猪 兎 ごりら 鶴 猿 虎 鷺 熊 ろば かば 熊
オットセイ コアラ 猿 こうもり りす 鹿 だちょう ぺんぎん フラミンゴ
猿 山羊 たぬき きつね ラクダ きりん 鷺 ろば ポニー パンダ 熊
ライオン 犀 猿 あしか 狼 ふくろう 熊 コンドル きじ いんこ りす
犬 猿 きりん 熊

（　　　個）

木曜日の練習19　アルファベットの選択

これからいろいろなアルファベットを言います。　そのなかにoという音を聞いたときに、あなたの練習帳oの字に、順に斜めの線を引きましょう。

q t x r v s z h j k i o m n o g h a p f e f b c p w d j v i y

h e u f a g p a h x c m t n z o d l i q t o r w s j k l h m n

j i k o h p d h c k h g y q r d h u c e j x l i s t z u h f e

o g a v c m w n o h f d w f a f o l e g x y k t l d v c z k m

v n u w u o q z r s q o r t s o w a v j h q r u h o s i y b e

l m t h n o l b j t i z h p o e f g h k l q v r s b o d e j i

p v h o b m n w x u o b c a d h l g h z c b d k t b e f b m v

n w o a p b o g j k i q r s x h b w m u v n o b w z h o b a e

b c x y y u t k g j l q r s i t o b o g h o j q r s i m z h n

o p f d b z y h a c h f l p b a c d h w m u o n o u o b z o b

l e g k o x y o o e g k

(　　　　個)

木曜日の練習20　連続数字の選択

これから、3数字セットにした数字を言います。　3数字のまん中が9であるときに、あなたの練習帳の○9○に、順に斜めの線を引きましょう。

943　084　868　451　348　056　277　943　837　559

568　897　828　728　359　255　810　891　898　266

858　694　541　673　908　408　324　192　897　849

834　856　081　875　825　241　683　887　054　867

283　598　108　918　192　441　668　556　990　739

054　059　083　278　587　894　192　857　455　647

849　834　081　742　875　825　653　857　084　867

253　598　355　283　598　840　108　918　192　256

943　084　868　491　348　026　247　943　897　579

568　887　828　728　359　255　810　891　818　266

（　　　　個）

木曜日の練習21　言葉の分類

次の3つの、小説名、競技名、駅名の箱になかに、これから言う言葉を分類して書きましょう。　分類しきれない言葉は箱の外に書きましょう。

　　　　　　　　　小説名　　　　　　競技名　　　　　　駅名

ぼっちゃん　　一の関　　嵐ヶ丘　　野球　　雪国　　越後湯沢　　スキー

新発田　　卓球　　羅生門　　庭球　　舞姫　　久留米　　白い巨塔　　斜陽

バトミントン　　たけくらべ　　銀河鉄道　　真実一路　　会津若松　　サッカー

新横浜　　美濃太田　　マラソン　　宇都宮　　相撲　　小田原　　日立

ビルマの立て琴　　風とともに去りぬ

　　　　　　（小説名　　　個）（競技名　　　個）（駅名　　　個）

　　　　　　　　　　　　　　　　　　　　　　　（合計　　　個）

木曜日の練習22　電話番号の選択

あなたの電話番号は7312－5869です。　あなたの電話番号を聞いたときに、下の○に線を引きましょう。

2571－3777
3655－7402
4872－0386
3602－5911
5616－5230
7312－5869
5660－9961
7853－4875
6561－5188
8853－0091
7312－5869
7251－2104
5571－0253
7312－5869
9607－3510
2605－7078
7312－5869
3291－2862
7312－5869
5843－7211
2844－3894
3567－3301
7564－2211
8910－6743
9697－3510

（　　　個）

木曜日の練習23　　聞いて書く

これから5分間ゆっくりと物語を読みます。　聞いたものをすぐに書きましょう。ひらがなで書いたものは、あとでゆっくり漢字に直しましょう。　消しゴムは使わずにひらがなもそのまま残しておきましょう。

ブルーバックスの楽器の科学のなかに、紙の効用が書いてある。　ふつう、楽器の材料として、古くから、金、石、糸、竹、うりの一種であるほう、土、革、木つまり、8種類が言われてきたが、ここには紙は入っていない。　音を出すものとしてでなく　楽器が作った振動を別の振動板で、空気中に音として放出するような構造のときの、別の振動板としてならば、紙でもよいであろう。　共鳴によって作る音、つまり空気の振動を、別のもので拡大して使う場合には、紙も利用できる。

練習の自己採点

今日の練習は100点満点で何点くらいになるか予想して採点してもらいましょう。

そのほか感じたことも書いてもらいましょう。

金

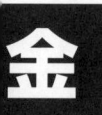

金曜日の練習　準備するもの：鉛筆またはペン、国語の辞書、タイマー

金曜日の練習12　言葉の書き取り

これからいろいろな言葉を言います。　そのうち母音で始まる言葉を書き取りましょう。　漢字で書くのはあとでも結構ですので、とりあえず書き取りましょう。

挨拶　番人　店番　家　星空　息　合鍵　尼　遠慮　電気　栄養　父母　育児
往来　海女　行灯　駅　池　押し花　物まね　晴れ　絵の具　愛護　相性　医師
愛想　腕　意地悪　仰向け　板　売り場　薬品　臆病　短期　垢　市場　農家
井戸　教育　赤　横やり　秋　大人　酒のみ　泳ぐ　襟巻き　運転　岩　諦め
飽きる　悲劇　印鑑　応援　憧れ　飲食　贈り物　県会　浅漬け　習慣　足　遊ぶ
卸売り　指切り　頭　甘い　返送　呆れる　音楽　宴会　春風　甘酒　雨漏り
演劇　植木　煙突　横着　追跡　網戸　安心　消防　旅人　暗幕　音痴

（　　　　個）

金曜日の練習13　しりとりのつなぎの文字

これからしりとりの言葉を言います。　つなぎになる文字を、順に書き取りましょう。　例えば、ゆうがお　おんどり　りんごでしたら、つなぎの文字は「お」と「り」です。

あいさつ　つばめ　めだか　かちく　くだもの　のり　りす　すし　しまうま　まくら　らっきょう　うさぎ　ぎんがみ　みず　ずけい　いも　もずく　くり　りんどう　うま　まぐろ　ろばた　たき　きもの　のり　りきし　しろ　ろうそく　くれない　いとまき　きどあいらく　くちびる　るいせき　きだて　てんきよほう　うしとだて　てんとうむししんそう　うちあわせ　せいゆう　うらない　いもり　りょうしき　きりぎりす　すうじ　じんこう　うぬぼれ　れんあい　いんさつ　つくえ　えりまき

(　　　個)

金曜日の練習14　単語の書き取り

これからいろいろな言葉を言います。　聞いたものを順に書きましょう。　漢字で書くのはあとでも結構です。　とりあえず書き取りましょう。

1. 庭園　2. 美術館　3. 動物園　4. 着物　5. 展示会　6. 壁新聞

7. 無料招待　8. 抽選　9. 小学生　10. 友達　11. 映像　12. 彫刻　13. 横文字

14. 自然　15. 風景画　16. 創作活動　17. 小売店　18. 週刊誌　19. 漫画　20. 満開

21. 自由競走　22. 工作　23. 衛星放送　24. 運転手　25. 黒字経営　26. 銀行員

27. 計画　28. 移動　29. 実物　30. 担当者

(　　　　個)

金曜日の練習15　数字の書き取り

これからいろいろな6桁の数字を言います。聞いたものを順に書きましょう。

1. 675867	2. 390740	3. 832419	4. 285784
5. 983408	6. 187582	7. 568381	8. 707486
9. 728723	10. 359710	11. 891718	12. 266758
13. 673908	14. 407324	15. 192857	16. 849734
17. 081758	18. 256738	19. 187084	20. 867273
21. 597102	22. 917182	23. 668586	24. 739084
25. 083278	26. 587894	27. 192757	28. 849834
29. 081875	30. 825673	31. 838707	32. 486728
33. 359810	34. 791718	35. 266758	36. 673908
37. 408324	38. 192857	39. 849834	40. 081875

（　　　個）

金曜日の練習16　言葉の選択

これからいろいろな言葉を言います。　そのなかに健康という言葉を聞いたときに、あなたの練習帳の健康という字に、最初から順に斜めの線を引きましょう。

医療　健康　保健　衛生　首都圏　職歴　失業　電話相談　健康　病院　健康

介護　少子時代　年金　病院　証明書　経験者　体験談　環境　安全　医療　健康

保健　電話相談　健康　病院　健康　介護　安全　支援団体　推進団体　健全育成

健康　正社員　公衆衛生　検査　家族　結婚　子育て　育児休暇　環境　安全

医療　健康　保健　消費者　要望　健康　福祉　健康　温泉　健康　保健　活動

健康　消費者　健康　週末　救急車　健康　公衆衛生　検査　家族　銭湯　観光課

教育　災害　電話相談　行動指針　単身赴任　感謝　地域社会　健康　推進団体

健全育成　検査

（　　　個）

金曜日の練習17　数字の選択

これからいろいろな数字を言います。　そのなかに5という数字を聞いたときに、あなたの練習帳の5という数字に、順に斜めの線を引きましょう。

1 5 2 6 6 8 5 8 6 7 3 9 0 8 4 0 5 3 2 4 1 9 2 8 5 7 8 4 9 8 3
4 0 8 1 5 7 5 8 2 5 6 8 3 5 1 8 7 0 8 4 8 6 8 2 5 7 2 8 3 5 9
8 1 0 8 9 1 5 1 8 2 6 6 8 5 8 6 7 3 9 0 8 4 0 8 3 2 4 1 9 2 8
5 7 8 4 9 8 3 4 0 8 1 8 7 5 8 2 5 6 8 3 5 1 8 7 0 8 4 8 6 7 2
5 3 5 9 8 1 0 8 9 1 8 1 5 2 6 6 8 5 8 6 7 3 9 0 8 4 0 5 3 2 7
8 5 8 7 8 9 4 1 9 2 8 5 7 8 4 9 5 3 4 0 8 1 5 7 5 8 2 5 6 5 3
8 3 8 7 0 8 4 8 6 7 2 8 3 5 9 8 1 0 8 9 1 5 1 8 2 6 6 8 5 8 6
7 3 9 0 8 4 0 8 3 2 4 1 9 2 5 5 7 8 4 9 8 3 4 0 8 1 8 7 5 8 2
5 6 8 3 5 2 8 7 0 8 4 8 6 7 2 8 3 5 9 8 1 0 5 9 1 8 1 5 8 9 4
6 8 3 8 6 3 5 2 1 4 1 0 5 9 1 5 1 5 2 8 6 6 8 5 8 6 7 3 9 0 5
4 0 8 3 2 4 1 9 2 8 5 7 8 4 8 5 7 2 5 5 9 2 8 5 7 8 5 8 4 9 1

　　　　　　　　　　　　　　　　　　　　　　　　(　　　　個)

金曜日の練習18　名前の選択

これからいろいろな動物の名前を言います。　そのなかにパンダという名前を聞いたときに、あなたの練習帳のパンダの絵に、順に斜めの線を引きましょう。

熊 鹿 猪 兎 ごりら パンダ 猿 鶴 虎 鷲 ろば ポニー パンダ 猿

ライオン 猿 カンガルー 熊 あしか 象 パンダ となかい 猿

チンパンジー パンダ 猿 おおわし ワラビー 白鳥 パンダ ラクダ 兎 猿

猫 犬 きりん 犀 あしか 狼 パンダ ふくろう 熊 鹿 猪 兎 ごりら

鶴 パンダ 虎 パンダ 鷲 猿 ろば かば オットセイ コアラ パンダ

こうもり りす 鹿 だちょう ぺんぎん パンダ フラミンゴ 猿 山羊

たぬき きつね パンダ ラクダ きりん 鷲 ろば ポニー パンダ 猿

ライオン 犀 猿 あしか 狼 パンダ ふくろう パンダ コンドル きじ

いんこ りす 犬 猿 パンダ きりん

（　　　個）

金曜日の練習19　アルファベットの選択

これからいろいろなアルファベットを言います。　そのなかにiという音を聞いたときに、あなたの練習帳のiの字に、順に斜めの線を引きましょう。

```
q t x r v s z k h j k i m n o k g a p i e i b c p w d j v i y
k e u f a g p a h x c m t n z o d l i k q i t r w s j k l m n
j i k o h p d h c k g y q r d h u c e j x l i s t z u h f e k
i i a v c m w k n o i d w i a i l e g x y k t l d v c z k m v
n u w u o q z r s k i q r t s w a v j k q r u s i y b e l m t
k n o l b j t i z h p x e f i h k l q v i k r s b d e j i p v
b k m n w x u o b k c a d l i h z c b d k t b e f b m v n w k
o a p b i j k i q r s x b w m u v n o b k w z x b a e b c x y
y u t k i j l q r k s i t b g h j q r s i m z n o p f d b z y
k a c f l p b a c d h w m u x n o u x k b z b l e g k i i d h
m i x n i i b z l a e g h
```

(　　　個)

金曜日の練習20　連続数字の選択

これから、3数字セットにした数字を言います。　3数字のまん中が2であるときに、あなたの練習帳の○2○に、順に斜めの線を引きましょう。

943　024　868　451　348　056　277　943　837　559

568　887　828　728　359　255　810　891　818　266

858　654　541　673　908　408　324　192　857　849

834　826　081　875　825　241　623　887　054　867

283　598　108　918　152　441　668　526　950　739

054　029　023　278　527　894　192　857　455　647

849　834　081　742　875　825　653　827　084　867

253　598　355　283　528　840　108　918　182　256

943　024　868　491　348　026　247　943　897　579

568　887　828　728　359　255　810　891　818　266

(　　　　個)

金曜日の練習21　言葉の分類

次の3つの、植物、駅名、動物の箱になかに、これから言う言葉を分類して書きましょう。　分類しきれない言葉は箱の外に書きましょう。

　　　　　　　植物　　　　　　駅名　　　　　　動物

だちょう　久慈　銀杏　花巻　わに　岡山　杉　すずかけ
さるすべり　日光　かば　とねりこ　虎　松　銚子　きりん　亀
桐　兎　白樺　高松　新宮　小淵沢　パンダ　りす　桧　木連
草津　下関　ワラビー

　　　　　　（植物　　個）（駅名　　個）（動物　　個）

　　　　　　　　　　　　　　　　　　　（合計　　個）

金曜日の練習22　電話番号の選択

あなたの電話番号は3822－2021です。　あなたの電話番号を聞いたときに、下の○に線を引きましょう。

2571－3777
3655－7402
4872－0386
3602－5911
5616－5230
3820－2021
5660－9961
7853－4875
6561－5188
8853－0091
3820－2021
3251－2104
5571－0253
4312－5869
9607－3510
2605－7078
3820－2021
3291－2862
3820－2021
5843－7211
2844－3894
3567－3301
7564－2211
8910－6743
9697－3510

(　　　　個)

金曜日の練習23　聞いて書く

これから5分間ゆっくりと物語を読みます。　聞いたものをすぐに書きましょう。ひらがなで書いたものは、あとでゆっくり漢字に直しましょう。　消しゴムは使わずにひらがなもそのまま残しておきましょう。

アイルランド生まれの、有名な詩人であるイエイツは、また、アイルランドの民間伝承を掘り起こし、その1つとして、アイルランドの妖精伝説を後世に残すことにも、大きな役割を果たしたことで知られている。　アイルランドの妖精達は、土地の人からは、妖精は救われるほど良くもないが、救われぬほどに悪くもない堕落した天使である、と思っていると書かれているが、このような表現は、的を得ているのかもしれない。　つまり、妖精達の悪さは、許せないほどではなく、良いこともしてくれるからであろう。

練習の自己採点

今日の練習は100点満点で何点くらいになるか予想して採点してもらいましょう。

そのほか感じたことも書いてもらいましょう。

FM練習帳

脳損傷のリハビリテーションのための方法
TBIリハビリテーション研究所　藤井正子　藤田久美子

聞く注意力の練習帳　Ⅱ

氏　名　_____

実施日　_____年_____月_____日から

　　　　_____年_____月_____日まで

内 容

第2週

覚え書き

練習12　言葉の書き取り

練習13　しりとりのつなぎの文字

練習14　単語の書き取り

練習15　数字の書き取り

練習16　言葉の選択

練習17　数字の選択

練習18　名前の選択

練習19　アルファベットの選択

練習20　連続数字の選択

練習21　言葉の分類

練習22　電話番号の選択

練習23　物語を聞いて書く

練習の自己採点

覚え書き

- 練習は最も集中できる時間にやるようにしましょう。
- 集中力がなくなったらやめてもよいですが、あとでまた開始しましょう。
- 練習終了後、貴方が100点満点でどのくらいできたか書きましょう。

月

これから練習が始まります。聞く注意力をつけるための訓練です。

月曜日の練習　準備するもの：鉛筆またはペン、国語の辞書、タイマー

月曜日の練習12　言葉の書き取り

これからいろいろな言葉を聞きます。このうちで読みが母音で始まる言葉を書きましょう。漢字で書くのはあとでも結構ですので、とりあえず書き取りましょう。

月曜日の練習13　しりとりのつなぎの文字

これからしりとりの言葉を聞きます。　つなぎになる文字を書き取りましょう。

月曜日の練習14　単語の書き取り

これからいろいろな言葉を聞きます。聞いたものを順に書きましょう。漢字で書くのはあとでも結構です。とりあえず書き取りましょう。

1.　　　　　　　　　　16.
2.　　　　　　　　　　17.
3.　　　　　　　　　　18.
4.　　　　　　　　　　19.
5.　　　　　　　　　　20.
6.　　　　　　　　　　21.
7.　　　　　　　　　　22.
8.　　　　　　　　　　23.
9.　　　　　　　　　　24.
10.　　　　　　　　　25.
11.　　　　　　　　　26.
12.　　　　　　　　　27.
13.　　　　　　　　　28.
14.　　　　　　　　　29.
15.　　　　　　　　　30.

月曜日の練習15　数字の書き取り

これからいろいろな6桁の数を聞きます。　聞いたものを順に書きましょう。

1.　　　　　　　　　　21.
2.　　　　　　　　　　22.
3.　　　　　　　　　　23.
4.　　　　　　　　　　24.
5.　　　　　　　　　　25.
6.　　　　　　　　　　26.
7.　　　　　　　　　　27.
8.　　　　　　　　　　28.
9.　　　　　　　　　　29.
10.　　　　　　　　　 30.
11.　　　　　　　　　 31.
12.　　　　　　　　　 32.
13.　　　　　　　　　 33.
14.　　　　　　　　　 34.
15.　　　　　　　　　 35.
16.　　　　　　　　　 36.
17.　　　　　　　　　 37
18.　　　　　　　　　 38
19.　　　　　　　　　 39.
20.　　　　　　　　　 40.

月曜日の練習16　言葉の選択

これからいろいろな言葉を聞きます。　そのなかに本棚という言葉を聞いたときに、下の本棚という字に、順に斜めの線を引きましょう。

見本　本棚

本棚　本棚　本棚　本棚　本棚　本棚　本棚　本棚　本棚　本棚　本棚

本棚　本棚　本棚　本棚　本棚　本棚　本棚　本棚　本棚　本棚　本棚

本棚　本棚　本棚　本棚　本棚　本棚　本棚　本棚　本棚　本棚　本棚

本棚　本棚　本棚　本棚　本棚　本棚　本棚　本棚　本棚　本棚　本棚

本棚　本棚　本棚　本棚　本棚　本棚　本棚　本棚　本棚　本棚　本棚

本棚　本棚　本棚　本棚　本棚　本棚　本棚　本棚　本棚　本棚　本棚

本棚　本棚　本棚　本棚　本棚　本棚　本棚　本棚　本棚　本棚　本棚

月曜日の練習17　　数字の選択

これからいろいろな数字を聞きます。　そのなかに8という数字を聞いたときに、下の8という数字に順に斜めの線を引きましょう。

見本　8

8　8　8　8　8　8　8　8　8　8　8　8　8　8　8　8

8　8　8　8　8　8　8　8　8　8　8　8　8　8　8　8

8　8　8　8　8　8　8　8　8　8　8　8　8　8　8　8

8　8　8　8　8　8　8　8　8　8　8　8　8　8　8　8

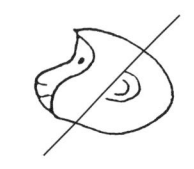

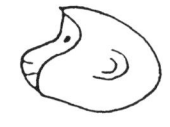

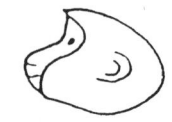

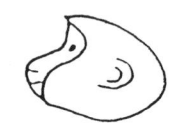

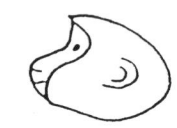

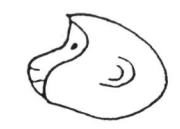

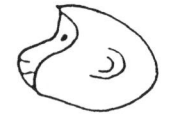

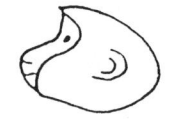

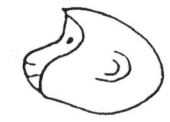

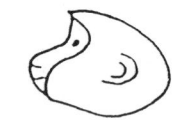

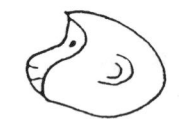

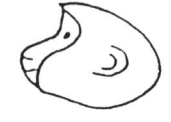

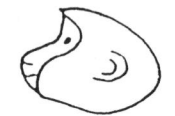

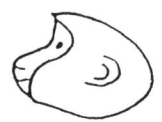

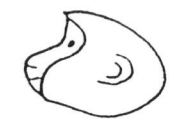

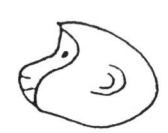

月曜日の練習18　名前の選択

これからいろいろな動物の名前を聞きます。　そのなかに猿という名前を聞いたときに、下の猿の絵に順に斜めの線を引きましょう。

見本

月曜日の練習19　アルファベットの選択

これからいろいろなアルファベットを聞きます。　そのなかにbという音を聞いたときに、下のbの字に順に斜めの線を引きましょう。

見本　　b̸

b　b　b　b　b　b　b　b　b　b　b　b　b　b　b　b　b　b

b　b　b　b　b　b　b　b　b　b　b　b　b　b　b　b　b　b

b　b　b　b　b　b　b　b　b　b　b　b　b　b　b　b　b　b

b　b　b　b　b　b　b　b　b　b　b　b　b　b　b　b　b　b

月曜日の練習20　　連続数字の選択

これから、3数字セットにした数字を聞きます。　3数字のまん中が4であるときに、下の○4○に順に斜めの線を引きましょう。

見本　　○4○

○4○　　○4○　　○4○　　○4○　　○4○　　○4○　　○4○　　○4○

○4○　　○4○　　○4○　　○4○　　○4○　　○4○　　○4○　　○4○

○4○　　○4○　　○4○　　○4○　　○4○　　○4○　　○4○　　○4○

○4○　　○4○　　○4○　　○4○　　○4○　　○4○　　○4○　　○4○

月曜日の練習21　言葉の分類

次の3つの箱になかに、これから言う言葉を分類して書きましょう。　分類しきれない言葉は箱の外に書きましょう。

のみもの　　　　　　　　果物　　　　　　　　　魚

月曜日の練習22　電話番号の選択

あなたの電話番号は4312－5869です。　あなたの電話番号を聞いたときに、下の〇に線を引きましょう。

〇 〇 〇 〇 〇 〇 〇 〇 〇 〇 〇 〇 〇 〇 〇 〇
〇 〇 〇 〇 〇 〇 〇 〇 〇 〇 〇 〇 〇 〇 〇 〇
〇 〇 〇 〇 〇 〇 〇 〇 〇 〇 〇 〇 〇 〇 〇 〇

月曜日の練習23　聞いて書く

これから5分間ゆっくりと物語を聞きます。聞いたものを下に書きましょう。ひらがなで書いたものは、あとでゆっくり漢字に直しましょう。消しゴムは使わずに、ひらがなもそのまま残しておきましょう。

練習の自己採点

今日の練習は100点満点で何点くらいになりますか？　予想して書きましょう。

その他の感想も書きましょう。

火曜日の練習　　準備するもの：鉛筆またはペン、国語の辞書、タイマー

火曜日の練習12　言葉の書き取り

これからいろいろな言葉を聞きます。このうちで読みが母音で始まる言葉を書き取りましょう。漢字で書くのはあとでも結構ですので、とりあえず書き取りましょう。

火曜日の練習13　しりとりのつなぎの文字

これからしりとりの言葉を聞きます。　つなぎになる文字を書き取りましょう。

火曜日の練習14　単語の書き取り

これからいろいろな言葉を聞きます。　聞いたものを順に書きましょう。漢字で書くのはあとでも結構です。とりあえず書き取りましょう。

1.	16.
2.	17.
3.	18.
4.	19.
5.	20.
6.	21.
7.	22.
8.	23.
9.	24.
10.	25.
11.	26.
12.	27.
13.	28.
14.	29.
15.	30.

火曜日の練習15　数字の書き取り

これからいろいろな6桁の数字を聞きます。　聞いたものを順に書きましょう。

1. 　　　　　　　　　　　21.
2. 　　　　　　　　　　　22.
3. 　　　　　　　　　　　23.
4. 　　　　　　　　　　　24.
5. 　　　　　　　　　　　25.
6. 　　　　　　　　　　　26.
7. 　　　　　　　　　　　27.
8. 　　　　　　　　　　　28.
9. 　　　　　　　　　　　29.
10. 　　　　　　　　　　　30.
11. 　　　　　　　　　　　31.
12. 　　　　　　　　　　　32.
13. 　　　　　　　　　　　33.
14. 　　　　　　　　　　　34.
15. 　　　　　　　　　　　35.
16. 　　　　　　　　　　　36.
17. 　　　　　　　　　　　37.
18. 　　　　　　　　　　　38.
19. 　　　　　　　　　　　39.
20. 　　　　　　　　　　　40.

火曜日の練習16　言葉の選択

これからいろいろな言葉を聞きます。　そのなかに椅子という言葉を聞いたときに、下の椅子という字に、順に斜めの線を引きましょう。

見本　椅子

椅子　椅子　椅子　椅子　椅子　椅子　椅子　椅子　椅子　椅子　椅子　椅子　椅子

椅子　椅子　椅子　椅子　椅子　椅子　椅子　椅子　椅子　椅子　椅子　椅子　椅子

椅子　椅子　椅子　椅子　椅子　椅子　椅子　椅子　椅子　椅子　椅子　椅子　椅子

椅子　椅子　椅子　椅子　椅子　椅子　椅子　椅子　椅子　椅子　椅子　椅子　椅子

椅子　椅子　椅子　椅子　椅子　椅子　椅子　椅子　椅子　椅子　椅子　椅子　椅子

火曜日の練習17　数字の選択

これからいろいろな数字を聞きます。　そのなかに7という数字を聞いたときに、下の7という数字に斜めの線を引きましょう。

見本　7

7 7 7 7 7 7 7 7 7 7 7 7 7 7 7 7 7 7

7 7 7 7 7 7 7 7 7 7 7 7 7 7 7 7 7 7

7 7 7 7 7 7 7 7 7 7 7 7 7 7 7 7 7 7

7 7 7 7 7 7 7 7 7 7 7 7 7 7 7 7 7 7

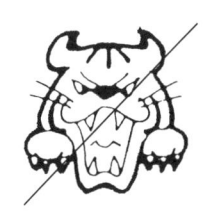

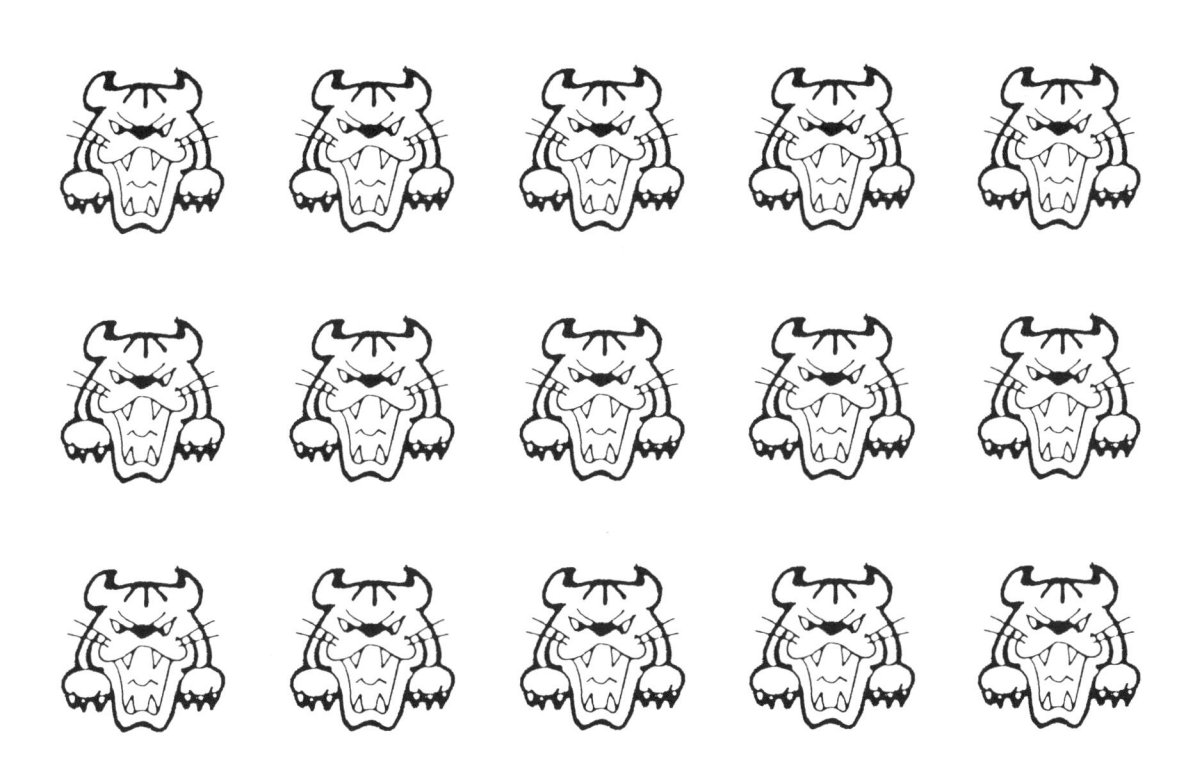

火曜日の練習18　名前の選択

これからいろいろな動物の名前を聞きます。　そのなかに虎という名前を聞いたときに、下の虎の絵に斜めの線を引きましょう。

見本

火曜日の練習19　アルファベットの選択

これからいろいろなアルファベットを聞きます。　そのなかにxという音を聞いたときに、下のxの字に斜めの線を引きましょう。

x x x x x x x x x x x x x x x x x x x x

x x x x x x x x x x x x x x x x x x x x

x x x x x x x x x x x x x x x x x x x x

火曜日の練習20　連続数字の選択

これから、3数字セットにした数字を聞きます。　3数字のまん中が5であるときに、下の○5○に、順に斜めの線を引きましょう。

見本　　○5̸○

○5○　○5○　○5○　○5○　○5○　○5○　○5○　○5○　○5○　○5○

○5○　○5○　○5○　○5○　○5○　○5○　○5○　○5○　○5○　○5○

○5○　○5○　○5○　○5○　○5○　○5○　○5○　○5○　○5○　○5○

○5○　○5○　○5○　○5○　○5○　○5○　○5○　○5○　○5○　○5○

火曜日の練習21　　言葉の分類

次の3つの箱になかに、これから言う言葉を分類して書きましょう。分類しきれない言葉は箱の外に書きましょう。

とり	魚	ほ乳類

火曜日の練習22　電話番号の選択

あなたの電話番号は7312－5869です。　あなたの電話番号を聞いたときに、下の○に線を引きましょう。

○ ○ ○ ○ ○ ○ ○ ○ ○ ○ ○ ○ ○ ○ ○ ○

○ ○ ○ ○ ○ ○ ○ ○ ○ ○ ○ ○ ○ ○ ○ ○

○ ○ ○ ○ ○ ○ ○ ○ ○ ○ ○ ○ ○ ○ ○ ○

○ ○ ○ ○ ○ ○ ○ ○

火曜日の練習23　聞いて書く

これから5分間ゆっくりと物語を聞きます。　聞いたものを下に書きましょう。ひらがなで書いたものは、あとでゆっくり漢字に直しましょう。　消しゴムは使わずに、ひらがなもそのまま残しておきましょう。

練習の自己採点

今日の練習は100点満点で何点くらいになりますか？　予想して書きましょう。

その他の感想も書きましょう。

水

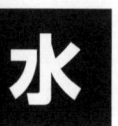

水曜日の練習　準備するもの：鉛筆またはペン、国語の辞書、タイマー

水曜日の練習12　言葉の書き取り

これからいろいろな言葉を聞きます。このうちで読みが母音で始まる言葉を書きましょう。漢字で書くのはあとでも結構ですので、とりあえず書き取りましょう。

水曜日の練習13　しりとりのつなぎの文字

これからしりとりの言葉を聞きます。　つなぎになる文字を書き取りましょう。

水曜日の練習14　　単語の書き取り

これからいろいろな言葉を聞きます。　聞いたものを順に書きましょう。

1.   16.

2.   17.

3.   18.

4.   19.

5.   20.

6.   21.

7.   22.

8.   23.

9.   24.

10.   25.

11.   26.

12.   27.

13.   28.

14.   29.

15.   30.

水曜日の練習15　数字の書き取り

これからいろいろな6桁の数字を聞きます。　聞いたものを順に書きましょう。

1.　　　　　　　　　　　21.
2.　　　　　　　　　　　22.
3.　　　　　　　　　　　23.
4.　　　　　　　　　　　24.
5.　　　　　　　　　　　25.
6.　　　　　　　　　　　26.
7.　　　　　　　　　　　27.
8.　　　　　　　　　　　28.
9.　　　　　　　　　　　29.
10.　　　　　　　　　　 30.
11.　　　　　　　　　　 31.
12.　　　　　　　　　　 32.
13.　　　　　　　　　　 33.
14.　　　　　　　　　　 34.
15.　　　　　　　　　　 35.
16.　　　　　　　　　　 36.
17.　　　　　　　　　　 37.
18.　　　　　　　　　　 38.
19.　　　　　　　　　　 39.
20.　　　　　　　　　　 40.

水曜日の練習16　言葉の選択

これからいろいろな言葉を聞きます。　そのなかに食器という言葉を聞いたときに、下の食器という字に、順に斜めの線を引きましょう。

見本　　食器

食器　食器　食器　食器　食器　食器　食器　食器　食器　食器　食器
食器　食器　食器　食器　食器　食器　食器　食器　食器　食器　食器
食器　食器　食器　食器　食器　食器　食器　食器　食器　食器　食器
食器　食器　食器　食器　食器　食器　食器　食器　食器　食器　食器
食器　食器　食器　食器　食器　食器　食器　食器　食器　食器　食器

水曜日の練習17　数字の選択

これからいろいろな数字を聞きます。　そのなかに4という数字を聞いたときに、下の4という数字に斜めの線を引きましょう。

見本　　/4

4 4 4 4 4 4 4 4 4 4 4 4 4 4 4 4 4 4 4 4
4 4 4 4 4 4 4 4 4 4 4 4 4 4 4 4 4 4 4 4
4 4 4 4 4 4 4 4 4 4 4 4 4 4 4 4 4 4 4 4
4 4 4 4 4 4 4 4 4 4 4 4 4 4 4 4 4 4 4 4
4 4 4 4 4 4 4 4 4 4 4 4 4 4 4 4 4 4 4 4
4 4 4 4 4 4 4 4 4 4 4 4 4 4 4 4 4 4 4 4
4 4 4 4 4 4 4 4 4 4 4 4 4 4 4 4 4 4 4 4

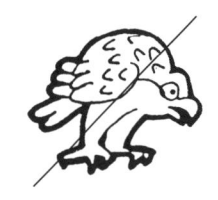

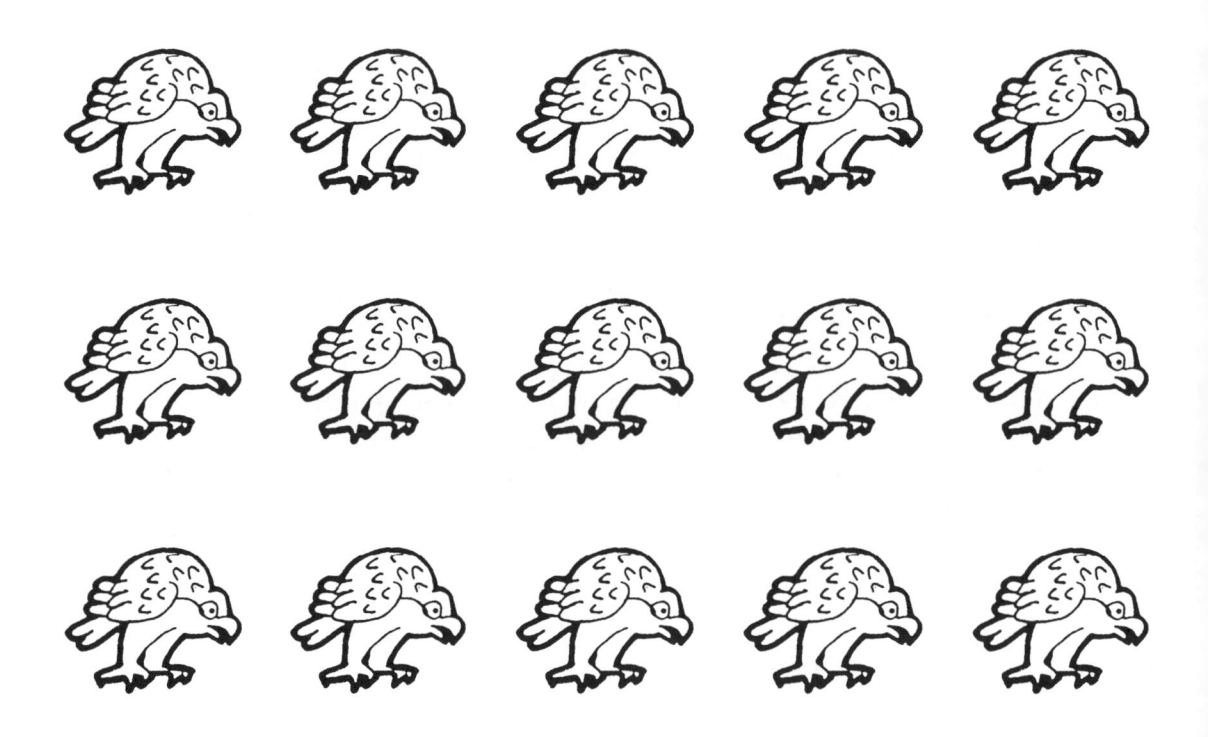

水曜日の練習18　名前の選択

これからいろいろな動物の名前を聞きます。　そのなかに鷲という名前を聞いたときに、下の鷲の絵に斜めの線を引きましょう。

見本

水曜日の練習19　アルファベットの選択

これからいろいろなアルファベットを聞きます。　そのなかにfという音を聞いたときに、下のfの字に斜めの線を引きましょう。

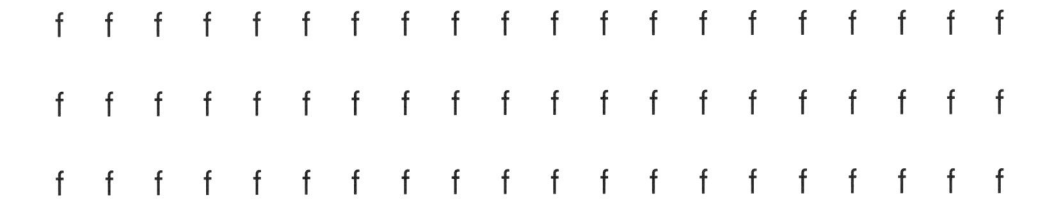

f f f f f f f f f f f f f f f f f f f f
f f f f f f f f f f f f f f f f f f f f
f f f f f f f f f f f f f f f f f f f f

水曜日の練習20　連続数字の選択

これから、3数字セットにした数字を聞きます。　3数字のまん中が7であるときに、下の○7○に、順に斜めの線を引きましょう。

見本　　○7○

○7○　○7○　○7○　○7○　○7○　○7○　○7○　○7○　○7○　○7○

○7○　○7○　○7○　○7○　○7○　○7○　○7○　○7○　○7○　○7○

○7○　○7○　○7○　○7○　○7○　○7○　○7○　○7○　○7○　○7○

○7○　○7○　○7○　○7○　○7○　○7○　○7○　○7○　○7○　○7○

水曜日の練習21　言葉の分類

次の3つの箱のなかに、これから言う言葉を分類して書きましょう。分類しきれない言葉は箱の外に書きましょう。

昆虫	ほ乳類	貝

水曜日の練習22　電話番号の選択

あなたの電話番号は8342－1869です。　あなたの電話番号を聞いたときに、下の○に線を引きましょう。

○ ○ ○ ○ ○ ○ ○ ○ ○ ○ ○ ○ ○ ○ ○

○ ○ ○ ○ ○ ○ ○ ○ ○ ○ ○ ○ ○ ○ ○

○ ○ ○ ○ ○ ○ ○ ○ ○ ○ ○ ○ ○ ○ ○

○ ○ ○ ○ ○ ○ ○ ○ ○ ○

水曜日の練習23　聞いて書く

これから5分間ゆっくりと物語を聞きます。　聞いたものを下に書きましょう。ひらがなで書いたものは、あとでゆっくり漢字に直しましょう。　消しゴムは使わずに、ひらがなもそのまま残しておきましょう。

練習の自己採点

今日の練習は100点満点で何点くらいになりますか？　予想して書きましょう。

その他の感想も書きましょう。

木曜日の練習　準備するもの：鉛筆またはペン、国語の辞書、タイマー

木曜日の練習12　言葉の書き取り

これからいろいろな言葉を聞きます。このうちで読みが母音で始まる言葉を書き取りましょう。漢字で書くのはあとでも結構ですので、とりあえず書き取りましょう。

木曜日の練習13　しりとりのつなぎの文字

これからしりとりの言葉を聞きます。　つなぎになる文字を書き取りましょう。

木曜日の練習14　単語の書き取り

これからいろいろな言葉を聞きます。　聞いたものを順に書きましょう。

1.
2.
3.
4.
5.
6.
7.
8.
9.
10.
11.
12.
13.
14.
15.
16.
17.
18.
19.
20.
21.
22.
23.
24.
25.
26.
27.
28.
29.
30.

木曜日の練習15　数字の書き取り

これからいろいろな6桁の数字を聞きます。　聞いたものを順に書きましょう。

1.	21.
2.	22.
3.	23.
4.	24.
5.	25.
6.	26.
7.	27.
8.	28.
9.	29.
10.	30.
11.	31.
12.	32.
13.	33.
14.	34.
15.	35.
16.	36.
17.	37.
18.	38.
19.	39.
20.	40.

木曜日の練習16　言葉の選択

これからいろいろな言葉を聞きます。　そのなかに冷房という言葉を聞いたときに、下の冷房という字に、順に斜めの線を引きましょう。

見本　　冷房

冷房　冷房　冷房　冷房　冷房　冷房　冷房　冷房　冷房　冷房　冷房
冷房　冷房　冷房　冷房　冷房　冷房　冷房　冷房　冷房　冷房　冷房
冷房　冷房　冷房　冷房　冷房　冷房　冷房　冷房　冷房　冷房　冷房
冷房　冷房　冷房　冷房　冷房　冷房　冷房　冷房　冷房　冷房　冷房
冷房　冷房　冷房　冷房　冷房　冷房　冷房　冷房　冷房　冷房　冷房

木曜日の練習17　数字の選択

これからいろいろな数字を聞きます。　そのなかに3という数字を聞いたときに、下の3という数字に斜めの線を引きましょう。

見本　　3̸

3 3 3 3 3 3 3 3 3 3 3 3 3 3 3 3 3 3 3 3

3 3 3 3 3 3 3 3 3 3 3 3 3 3 3 3 3 3 3 3

3 3 3 3 3 3 3 3 3 3 3 3 3 3 3 3 3 3 3 3

3 3 3 3 3 3 3 3 3 3 3 3 3 3 3 3 3 3 3 3

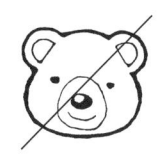

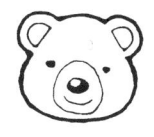

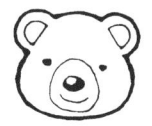

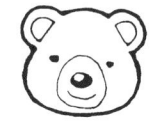

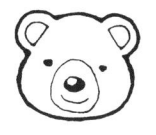

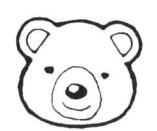

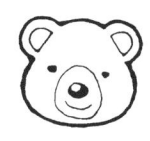

木曜日の練習18　名前の選択

これからいろいろな動物の名前を聞きます。　そのなかに熊という名前を聞いたときに、下の熊の絵に斜めの線を引きましょう。

見本

木曜日の練習19　アルファベットの選択

これからいろいろなアルファベットを聞きます。　そのなかにoという音を聞いたときに、下のoの字に斜めの線を引きましょう。

o o o o o o o o o o o o o o o o o o

o o o o o o o o o o o o o o o o o o

o o o o o o o o o o o o o o o o o o

木曜日の練習20　連続数字の選択

これから、3数字セットにした数字を聞きます。　3数字のまん中が9であるときに、下の○9○に、順に斜めの線を引きましょう。

見本　　○9○

○9○　○9○　○9○　○9○　○9○　○9○　○9○　○9○　○9○　○9○
○9○　○9○　○9○　○9○　○9○　○9○　○9○　○9○　○9○　○9○
○9○　○9○　○9○　○9○　○9○　○9○　○9○　○9○　○9○　○9○
○9○　○9○　○9○　○9○　○9○　○9○　○9○　○9○　○9○　○9○

木曜日の練習21　言葉の分類

次の3つの箱になかに、これから言う言葉を分類して書きましょう。分類しきれない言葉は箱の外に書きましょう。

小説名	競技名	駅名

木曜日の練習22　電話番号の選択

あなたの電話番号は7312－5869です。　あなたの電話番号を聞いたときに、下の○に線を引きましょう。

○ ○ ○ ○ ○ ○ ○ ○ ○ ○ ○ ○ ○ ○ ○ ○

○ ○ ○ ○ ○ ○ ○ ○ ○ ○ ○ ○ ○ ○ ○ ○

○ ○ ○ ○ ○ ○ ○ ○ ○ ○ ○ ○ ○ ○ ○ ○

○ ○ ○ ○ ○ ○ ○ ○ ○ ○ ○

木曜日の練習23　聞いて書く

これから5分間ゆっくりと物語を聞きます。　聞いたものを下に書きましょう。ひらがなで書いたものは、あとでゆっくり漢字に直しましょう。　消しゴムは使わずに、ひらがなもそのまま残しておきましょう。

練習の自己採点

今日の練習は100点満点で何点くらいになりますか？　予想して書きましょう。

その他の感想も書きましょう。

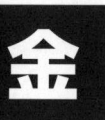

金
金曜日の練習　準備するもの：鉛筆またはペン、国語の辞書、タイマー

金曜日の練習12　言葉の書き取り

これからいろいろな言葉を聞きます。このうちで読みが母音で始まる言葉を書きましょう。漢字で書くのはあとでも結構ですので、とりあえず書き取りましょう。

金曜日の練習13　しりとりのつなぎの文字

これからしりとりの言葉を聞きます。　つなぎになる文字を書き取りましょう。

金曜日の練習14　単語の書き取り

これからいろいろな言葉を聞きます。聞いたものを順に書きましょう。漢字で書くのはあとでも結構ですので、とりあえず書き取りましょう。

1.
2.
3.
4.
5.
6.
7.
8.
9.
10.

16.
17.
18.
19.
20.
21.
22.
23.
24.
25.

金曜日の練習15　数字の書き取り

これからいろいろな6桁の数字を聞きます。　聞いたものを順に書きましょう。

1.　　　　　　　　　　　21.
2.　　　　　　　　　　　22.
3.　　　　　　　　　　　23.
4.　　　　　　　　　　　24.
5.　　　　　　　　　　　25.
6.　　　　　　　　　　　26.
7.　　　　　　　　　　　27.
8.　　　　　　　　　　　28.
9.　　　　　　　　　　　29.
10.　　　　　　　　　　30.
11.　　　　　　　　　　31.
12.　　　　　　　　　　32.
13.　　　　　　　　　　33.
14.　　　　　　　　　　34.
15.　　　　　　　　　　35.
16.　　　　　　　　　　36.
17.　　　　　　　　　　37.
18.　　　　　　　　　　38.
19.　　　　　　　　　　39.
20.　　　　　　　　　　40.

金曜日の練習16　言葉の選択

これからいろいろな言葉を聞きます。　そのなかに健康という言葉を聞いたときに、下の健康という字に、順に斜めの線を引きましょう。

見本　　健康

健康　健康　健康　健康　健康　健康　健康　健康　健康　健康　健康
健康　健康　健康　健康　健康　健康　健康　健康　健康　健康　健康
健康　健康　健康　健康　健康　健康　健康　健康　健康　健康　健康
健康　健康　健康　健康　健康　健康　健康　健康　健康　健康　健康
健康　健康　健康　健康　健康　健康　健康　健康　健康　健康　健康

金曜日の練習17　数字の選択

これからいろいろな数字を聞きます。　そのなかに5という数字を聞いたときに、下の5という数字に斜めの線を引きましょう。

見本　　5̸

5　5　5　5　5　5　5　5　5　5　5　5　5　5　5　5　5　5　5　5

5　5　5　5　5　5　5　5　5　5　5　5　5　5　5　5　5　5　5　5

5　5　5　5　5　5　5　5　5　5　5　5　5　5　5　5　5　5　5　5

5　5　5　5　5　5　5　5　5　5　5　5　5　5　5　5　5　5　5　5

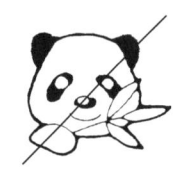

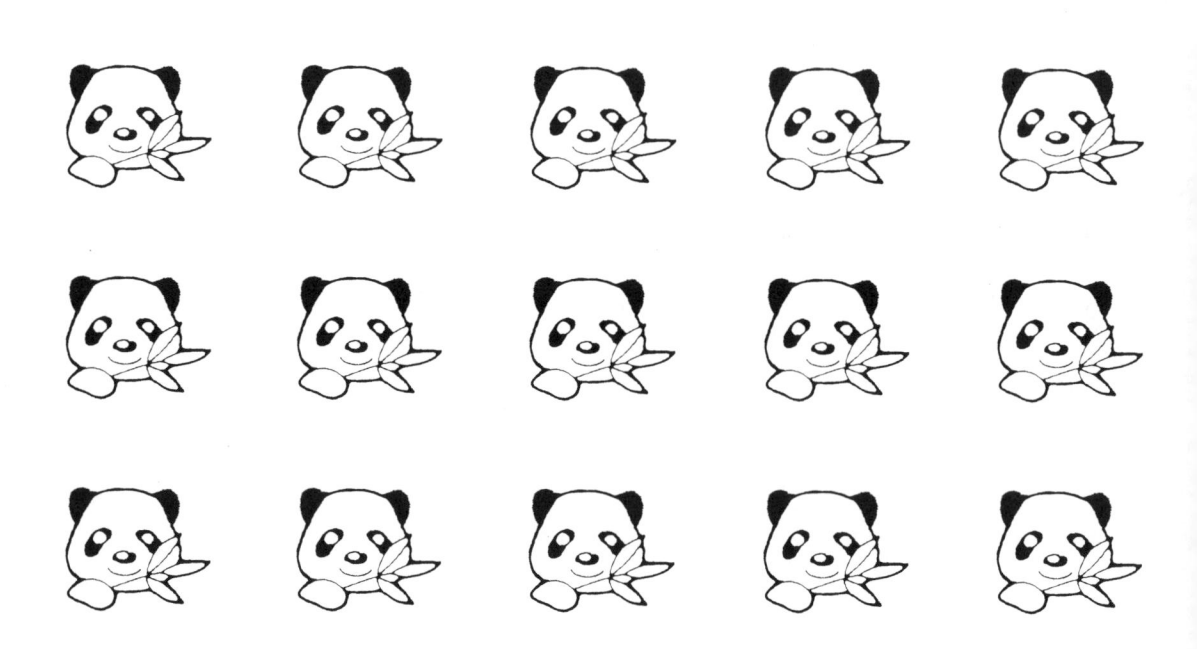

金曜日の練習18　名前の選択

これからいろいろな動物の名前を聞きます。　そのなかにパンダという名前を聞いたときに、下のパンダの絵に斜めの線を引きましょう。

見本

金曜日の練習19　アルファベットの選択

これからいろいろなアルファベットを聞きます。　そのなかにiという音を聞いたときに、下のiの字に斜めの線を引きましょう。

i i i i i i i i i i i i i i i i i i

i i i i i i i i i i i i i i i i i i

i i i i i i i i i i i i i i i i i i

i i i i i i i i i i i i i i i i i i

金曜日の練習20　連続数字の選択

これから、3数字セットにした数字を聞きます。　3数字のまん中が2であるときに、下の○2○に、順に斜めの線を引きましょう。

見本　　○2̸○

○2○　○2○　○2○　○2○　○2○　○2○　○2○　○2○　○2○　○2○

○2○　○2○　○2○　○2○　○2○　○2○　○2○　○2○　○2○　○2○

○2○　○2○　○2○　○2○　○2○　○2○　○2○　○2○　○2○　○2○

○2○　○2○　○2○　○2○　○2○　○2○　○2○　○2○　○2○　○2○

金曜日の練習21　言葉の分類

次の3つの箱になかに、これから言う言葉を分類して書きましょう。分類しきれない言葉は箱の外に書きましょう。

植物	駅名	動物

金曜日の練習22　電話番号の選択

あなたの電話番号は3822−2021です。　あなたの電話番号を聞いたときに、下の○に線を引きましょう。

○ ○ ○ ○ ○ ○ ○ ○ ○ ○ ○ ○ ○ ○

○ ○ ○ ○ ○ ○ ○ ○ ○ ○ ○ ○ ○ ○

○ ○ ○ ○ ○ ○ ○ ○ ○ ○ ○ ○ ○ ○

○ ○ ○ ○ ○ ○ ○ ○ ○ ○

金曜日の練習23　聞いて書く

これから5分間ゆっくりと物語を聞きます。　聞いたものを下に書きましょう。ひらがなで書いたものは、あとでゆっくり漢字に直しましょう。　消しゴムは使わずに、ひらがなもそのまま残しておきましょう。

練習の自己採点

今日の練習は100点満点で何点くらいになりますか？　予想して書きましょう。

その他の感想も書きましょう。

FM練習帳

脳損傷のリハビリテーションのための方法
TBIリハビリテーション研究所　藤田久美子　藤井正子

聞く注意力の練習帳　Ⅲ
注意材料を読む方のために

氏　名 _____

実施日 _____年_____月_____日から

　　　　_____年_____月_____日まで

内　容

第3週

覚え書き

練習24　2文字の言葉

練習25　3文字の言葉

練習26　4文字の言葉

練習27　1漢字の言葉

練習28　2漢字の言葉

練習29　数字の書き取り

練習30　電話の用件

練習31　書き取りⅠ

練習32　書き取りⅡ

練習33　発着時刻

練習34　宝くじ

練習35　ビンゴ

練習の自己採点

覚え書き

- 練習は最も集中できるときを選んでやるようにしましょう。
- 集中力がなくなったらやめてもよいですが、あとでまた開始しましょう。
- 練習終了後、100点満点でどのくらいできたか書いてもらいましょう。
- 練習はすべて5分で終わるようにしましょう。
- 最初の練習帳は対面で一緒にやることも必要ですが、同じ練習帳を2冊、3冊やる場合は、最初の練習のときに指示をテープにとって、次からはそれを使って練習者のみでやることも一つの案です。
- 各練習の右下にある（　　個）は練習者の解答数です。練習中に記入できるときは記入しましょう。

月

これから練習が始まります。聞く注意力をつけるための訓練です。

月曜日の練習　　準備するもの：鉛筆またはペン、国語の辞書、タイマー

月曜日の練習24　2文字の言葉

これから番号と言葉を言います。　仮名で2文字になる言葉が聞こえたら、あなたの練習帳の番号に○をしましょう。

1 水平線
2 上
3 雪
4 夢
5 水泳
6 左
7 トンボ
8 こんぺいとう
9 夏休み
10 洗濯
11 太平洋
12 飛行機
13 坂道
14 ほこり
15 雨
16 カブトムシ
17 山
18 物語
19 応援団
20 だるま
21 大相撲
22 真実
23 桜
24 花
25 芸能界

26 種子島
27 川
28 太陽系
29 冷蔵庫
30 好奇心
31 椿姫
32 音楽
33 太陽
34 バナナ
35 父親
36 左
37 ハイビスカス
38 エプロン
39 右
40 花火
41 米俵
42 下
43 帆立貝
44 煙
45 展望台
46 ほうれん草
47 ふくろう
48 りんご
49 たんす
50 銀婚式

（　　　個）

月曜日の練習25　3文字の言葉

これから番号と言葉を言います。　仮名で3文字になる言葉が聞こえたら、あなたの練習帳の番号に○をしましょう。

1 カメレオン
2 中
3 寺
4 ネクタイ
5 つみきくずし
6 毎日
7 扇風機
8 女
9 為替相場
10 半導体
11 ラジオ
12 雪だるま
13 ちらし寿司
14 天気予報
15 通信
16 電話
17 森
18 暗号
19 印刷
20 寒暖計
21 確率
22 アンデルセン
23 富士山
24 観測船
25 流れ星

26 きつね
27 みみず
28 信号
29 きりぎりす
30 マダガスカル
31 手紙
32 換気扇
33 いしやきいも
34 坂
35 むかで
36 砂糖
37 階段
38 酒
39 たばこ
40 天国
41 忘年会
42 テレビ
43 かつおぶし
44 栗
45 紫外線
46 男
47 外
48 橋
49 たぬき
50 肉団子

(　　　個)

月曜日の練習26　4文字の言葉

これから番号と言葉を言います。　仮名で4文字になる言葉が聞こえたら、あなたの練習帳の番号に○をしましょう。

1 コンセント
2 島
3 昼
4 弁当
5 テレビドラマ
6 問題
7 お年玉
8 猫
9 だるま落とし
10 インドネシア
11 こだま
12 しぼりぞめ
13 こころざし
14 歓迎会
15 はちみつ
16 科学
17 馬
18 門松
19 ビタミン
20 観光都市
21 つめきり
22 蛍光灯
23 菜の花
24 北アメリカ
25 はりねずみ

26 まゆ毛
27 焚き火
28 鉄棒
29 しもばしら
30 てんとう虫
31 ドラマ
32 クリスマス
33 回転寿司
34 海
35 平和
36 クイズ
37 夜桜
38 夜
39 命
40 ようかん
41 プロパンガス
42 時代
43 のど自慢
44 朝
45 けものみち
46 村
47 道
48 人
49 紅葉
50 紙芝居

(　　　個)

月曜日の練習27　1漢字の言葉

これから番号と言葉を言います。　漢字で1文字になる言葉が聞こえたら、あなたの練習帳の番号に〇をしましょう。

1　山形県
2　左
3　科学
4　太陽
5　山
6　雪
7　旅行
8　上
9　飛行機
10　夢
11　電話
12　手紙
13　茶碗
14　自衛隊
15　小学校
16　下
17　時代劇
18　登山客
19　右
20　高齢者
21　老人
22　川
23　同級生
24　太平洋
25　雨
26　花
27　砂糖
28　紅茶
29　魚市場
30　学校

(　　　　個)

月曜日の練習28　2漢字の言葉

これから番号と言葉を言います。　漢字で2文字になる言葉が聞こえたら、あなたの練習帳の番号に○をしましょう。

 1 海水浴
 2 酒
 3 写真
 4 神社
 5 男
 6 外
 7 料理
 8 寺
 9 冷蔵庫
10 橋
11 時代
12 迫力
13 技術
14 不思議
15 富士山
16 森
17 保険金
18 食料品
19 栗
20 名古屋
21 音楽
22 女
23 地球儀
24 警察官
25 中
26 坂
27 青春
28 聖書
29 日本語
30 真実

(　　　個)

月曜日の練習29　数字の書き取り

これからいろいろな数字を言います。　そのなかで、2という数字の次の数字を順に書きましょう。

```
1 2 6 6 2 5 8 6 7 3 9 0 8 4 0 2 3 2 4 1 9 2 7 8 5 7 8 4 9 2 3 4 0 7 8 1 8
7 5 8 2 5 6 2 3 8 1 8 7 0 2 4 8 6 8 2 8 7 2 7 8 3 5 9 8 1 0 2 9 1 8 1 2 2
6 6 7 8 5 8 6 7 3 9 0 8 4 0 2 3 2 4 1 9 2 8 5 7 2 4 9 7 3 4 0 2 1 8 7 5 8
2 5 6 2 3 8 1 8 7 0 8 4 8 6 7 2 8 3 5 9 7 1 0 8 9 1 8 1 8 2 6 6 7 5 8 6 7
3 9 0 8 4 0 2 3 2 7 8 5 8 7 8 9 4 1 9 2 8 5 7 7 4 9 8 3 4 0 2 1 8 7 5 8 2
5 6 2 3 8 3 8 7 0 2 4 8 6 7 2 8 3 5 9 8 1 0 8 9 1 8 1 7 2 6 6 2 5 8 6 7 3
9 0 8 4 0 2 3 2 4 1 9 2 2 5 7 8 4 9 8 3 4 0 8 1 8 7 5 8 2 5 6 2 3 7 2 8 7
0 8 4 8 6 7 2 8 3 5 9 8 1 0 8 9 1 8 1 5 8 9 4 6 8 3 2 6 3 8 2 1 4 1 0 2 9
1 7 1 8 2 8 6 6 5 8 6 7 3 9 0 8 4 0 8 3 2 4 1 9 2 8 5 7 7 6 6 2 5 8 6 7 3
9 0 8 4 0 2 3 2 4 1 9 2 2 5 7 8 4 9 8 3 4 0 8 1 8 7 5 8 2 5 6 2 3 7 2 8 7
0 8 4 6 7 2 7 3 5 9 8 1 0 8 9 1 8 1 5 8 9 4 6 8 3 2 4 2 9 1 8 2 6 6 2 8 5
8 6 7 3 9 0 8 4 0 2 3 2 4 1 9 2 7 5 7 8 4 9 2 3 4 0 7 1 8 7 5 8 2 5 6 2 3
1 8 7 0 2 4 8 6 7 2 8 7 2 7 3 5 9 8 1 0 2 9 1 8 1 2 2 6 6 7 5 8 6 7 3 9 0
8 4 0 2 3 2 4 1 9 2 8 5 7 2 4 9 8 3 4 0 2 1 8 7 5 7 2 5 6 2 3 8 1 8 7 0 8
4 8 6 7 2 7 3 5 9 8 1 0 8 9 1 7 1 8 2 6 6 7 5 8 6 7 3 9 0 7 4 0 2 3 2 7 8
5 8 7 8 9 4 8 1 9 2 8 5 7 8 4 9 8 3 4 0 2 1 8 7 5 8 2 5 6 2 3 3 8 7 0 2 4
8 6 7
```

　　　　　　　　　　　　　　　　　　　　　　　　（　　　　個）

月曜日の練習30　電話の用件

あなたに次のような電話がかかってきました。誰からどんな用件でかかってきたか書きとめましょう。家族がわかりやすいような表現にしましょう。書きとめたあとに、その話を聞いた時間と日付けを加えましょう。

もしもし高橋さんですか？　当社参考商会では今度健康に注意した空気清浄器を発売いたしました。　一度お使い頂けるかどうかお電話した次第です。　7月8日午後に商品持参の上お伺いしてよろしいでしょうか？

月曜日の練習31　書き取り　I

次の話は有名なイソップの話を簡単にした物語です。　それを全部書き取りましょう。

外国から帰ってきた人が、ほうぼうの国で勇ましい働きをしたと、ほらをふきました。　特にカミ島ではだれよりも高く飛んでみせたと話して、そこの人が証人になると言いました。するとすぐそばにいた人が「おいきみ、それが本当なら、なにも証人はいらないよ。ここがカミ島だと思って飛んでごらん」と言いました。

月曜日の練習32　書き取り　Ⅱ

これからいろいろな言葉を言います。　聞いたものを順に書き取りましょう。漢字に直すのは後でも構いません。

ニュースキャスター
ミステリー小説
有機野菜
スペースシャトル
ビジネスチャンス
バブル経済
海底トンネル
ノンフィクション作家
円高ドル安
キャットフード
日本経済
インターネット
通信販売
ロッカールーム
サラダドレッシング
損害保険
サポーター
選挙制度
ストレッチ体操
公開セミナー
世界ランキング
電子辞書
トロリーバス
地中海料理
キャッシュバック
梅雨前線
プロダクション
音楽配信
プリペイドカード
移転計画

（　　　　　個）

月曜日の練習33　発着時刻

これから特急列車の発着時刻を言います。あなたの練習帳の駅名の横に時刻を書き取りましょう。

金沢方面

大阪　おおさか　8：12	新大阪　しんおおさか　8：16
京都　きょうと　8：39	西大津　にしおおつ　通過
堅田　かたた　8：55	近江今津　おうみいまづ　9：14
敦賀　つるが　9：36	武生　たけふ　9：57
鯖江　さばえ　10：02	福井　ふくい　10：11
芦原温泉　あわらおんせん　10：23	大聖寺　だいしょうじ　通過
加賀温泉　かがおんせん　10：34	小松　こまつ　10：43
松任　まっとう　10：56	金沢　かなざわ　11：03

大阪方面

金沢　かなざわ　16：11	松任　まっとう　16：19
小松　こまつ　16：32	加賀温泉　かがおんせん　16：42
大聖寺　だいしょうじ　通過	芦原温泉　あわらおんせん　16：54
福井　ふくい　17：07	鯖江　さばえ　通過
武生　たけふ　17：19	敦賀　つるが　17：41
近江今津　おうみいまづ　18：06	堅田　かたた　18：25
西大津　にしおおつ　通過	京都　きょうと　18：40
新大阪　しんおおさか　19：03	大阪　おおさか　19：07

（　　　個）

月曜日の練習34　宝くじ

これから、6桁の数字を言います。下2桁が34のくじが当たりです。当たりくじの番号を聞いたときに、あなたの練習帳の「当たり」という字に、順に斜めの線を引きましょう。

685708
980740
108234
474568
352427
638640
902827
257440
687634
687408
698268
385734
769240
293868
437308
846927
046734
837027
653668
637608
089727
428634
146208
736968
241740

（　　　　個）

月曜日の練習35　ビンゴ

あなたの練習帳にビンゴカードがあります。番号を聞いて、同じものがあれば、数字を〇で囲みましょう。縦、横、斜めのいずれか5つに〇が並んだら「ビンゴ」と言いましょう。

01	62	73	54	93	68	74	53	72	61
02	94	69	37	47	56	25	84	65	13
83	07	20	16	36	82	19	89	43	28
40	64	14	18	98	35	45	92	10	63
87	32	49	26	77	11	90	05	80	42
39	88	04	17	23	79	33	48	96	50
81	29	99	34	00	51	76	59	12	66
09	41	95	21	70	08	57	85	30	06
78	91	24	46	55	75	60	97	31	86
03	44	67	15	27	38	71	22	52	58

（　　　個）

練習の自己採点

今日の練習は100点満点で何点くらいになるか予想して採点してもらいましょう。

そのほか感じたことも書いてもらいましょう。

火曜日の練習　準備するもの：鉛筆またはペン、国語の辞書、タイマー

火曜日の練習24　2文字の言葉

これから番号と言葉を言います。　仮名で2文字になる言葉が聞こえたら、あなたの練習帳の番号に○をしましょう。

1 カメレオン
2 中
3 寺
4 ネクタイ
5 つみきくずし
6 毎日
7 扇風機
8 女
9 為替相場
10 半導体
11 ラジオ
12 雪だるま
13 ちらし寿司
14 天気予報
15 通信
16 電話
17 森
18 暗号
19 印刷
20 寒暖計
21 確率
22 アンデルセン
23 富士山
24 観測船
25 流れ星

26 きつね
27 みみず
28 信号
29 きりぎりす
30 マダガスカル
31 手紙
32 換気扇
33 いしやきいも
34 坂
35 むかで
36 砂糖
37 階段
38 酒
39 たばこ
40 天国
41 忘年会
42 テレビ
43 かつおぶし
44 栗
45 紫外線
46 男
47 外
48 橋
49 たぬき
50 肉団子

(　　　個)

火曜日の練習25　3文字の言葉

これから番号と言葉を言います。　仮名で3文字になる言葉が聞こえたら、あなたの練習帳の番号に○をしましょう。

1　コンセント
2　島
3　昼
4　弁当
5　テレビドラマ
6　問題
7　お年玉
8　猫
9　だるま落とし
10　インドネシア
11　こだま
12　しぼりぞめ
13　こころざし
14　歓迎会
15　はちみつ
16　科学
17　馬
18　門松
19　ビタミン
20　観光都市
21　つめきり
22　蛍光灯
23　菜の花
24　北アメリカ
25　はりねずみ

26　まゆ毛
27　焚き火
28　鉄棒
29　しもばしら
30　てんとう虫
31　ドラマ
32　クリスマス
33　回転寿司
34　海
35　平和
36　クイズ
37　夜桜
38　夜
39　命
40　ようかん
41　プロパンガス
42　時代
43　のど自慢
44　朝
45　けものみち
46　村
47　道
48　人
49　紅葉
50　紙芝居

(　　　個)

火曜日の練習26　4文字の言葉

これから番号と言葉を言います。　仮名で4文字になる言葉が聞こえたら、あなたの練習帳の番号に○をしましょう。

1 竹とんぼ
2 猿
3 星
4 口紅
5 ダイヤモンド
6 若者
7 こいのぼり
8 林
9 邪馬台国
10 梅仁丹
11 はさみ
12 薬指
13 宝島
14 同窓会
15 アルカリ
16 ほくろ
17 熱
18 郵便
19 ひまわり
20 高校生
21 くだもの
22 ゴルフクラブ
23 温泉
24 アマゾン川
25 神無月
26 予定
27 気温
28 玄米
29 国際化
30 会員権
31 からす
32 腕相撲
33 扁桃腺
34 月
35 きのう
36 相撲
37 公園
38 鉄
39 港
40 パチンコ
41 バドミントン
42 名古屋
43 蔵屋敷
44 鳥
45 渡し船
46 歌
47 犬
48 耳
49 あした
50 金閣寺

（　　　個）

火曜日の練習27　　1漢字の言葉

これから番号と言葉を言います。　漢字で1文字になる言葉が聞こえたら、あなたの練習帳の番号に○をしましょう

1 海水浴
2 酒
3 写真
4 神社
5 男
6 外
7 料理
8 寺
9 冷蔵庫
10 橋
11 時代
12 迫力
13 技術
14 不思議
15 富士山
16 森
17 保険金
18 食料品
19 栗
20 名古屋
21 音楽
22 女
23 地球儀
24 警察官
25 中
26 坂
27 青春
28 聖書
29 日本語
30 真実

(　　　　個)

火曜日の練習28　2漢字の言葉

これから番号と言葉を言います。　漢字で2文字になる言葉が聞こえたら、あなたの練習帳の番号に○をしましょう。

1 落語家
2 夜
3 横浜
4 物語
5 村
6 道
7 平和
8 昼
9 百貨店
10 人
11 母親
12 発表
13 電車
14 太陽系
15 運転手
16 馬
17 好奇心
18 松竹梅
19 朝
20 銀婚式
21 神戸
22 命
23 乾燥機
24 大道芸
25 島
26 海
27 兄弟
28 市場
29 芸能界
30 確認

(　　　個)

火曜日の練習29　数字の書き取り

これからいろいろな数字を言います。　そのなかで、7という数字の次の数字を順に書きましょう。

1 7 2 6 6 7 6 7 3 9 0 8 4 0 8 3 2 4 1 9 2 8 5 7 8 4 9 7 3 4 0
8 1 8 7 5 8 2 5 6 7 3 7 8 7 0 7 4 8 6 7 8 2 8 7 2 7 3 5 9 7 1
0 7 9 1 7 1 7 2 6 6 7 5 6 7 3 9 0 8 4 0 8 3 2 4 1 9 2 8 5 7
8 4 9 8 3 4 0 7 1 8 7 5 8 2 5 6 8 3 7 8 7 0 7 4 8 6 7 2 7 3 5
9 8 1 0 7 9 1 7 1 8 2 6 6 7 5 8 6 7 3 9 0 7 4 0 7 3 2 7 8 5 8
7 7 9 4 1 9 2 7 5 7 8 4 9 7 3 4 0 7 1 8 7 5 8 2 5 6 7 3 7 8 7
0 8 4 8 6 7 2 7 3 5 9 7 1 0 7 9 1 7 1 8 2 6 6 7 5 8 6 7 3 9 0
8 4 0 7 3 2 4 1 9 2 8 5 7 8 4 9 7 3 4 0 8 1 8 7 5 7 2 5 6 8 3
7 8 7 0 8 4 7 6 7 2 8 3 5 9 7 1 0 8 9 1 8 1 5 8 9 4 6 7 3 7 6
3 7 2 1 4 1 0 8 9 1 7 1 8 2 7 6 6 8 5 7 6 7 3 9 0 7 4 0 7 3 2
4 1 9 2 8 5 7 7 8 9 1 8 1 8 2 6 6 7 5 6 7 3 9 0 8 4 0 7 3 2
7 8 5 8 7 8 9 4 1 9 2 8 5 7 6 7 9 8 3 4 0 7 1 8 7 5 8 2 5 6 8
3 7 8 7 0 8 4 7 6 7 2 8 3 5 9 7 1 0 8 9 1 8 1 8 2 6 7 2 1 7 2
6 6 7 6 7 3 9 0 8 4 0 8 3 2 4 1 9 2 8 5 7 8 4 9 7 3 4 0 8 1 8
7 5 8 2 5 6 7 3 7 8 7 0 7 4 8 6 7 8 2 8 7 2 7 3 5 9 7 1 0 7 9
1 7 1 7 2 6 6 7 5 6 7 3 9 0 8 4 0 8 3 2 4 1 9 2 8 5 7 8 4 9 8
3 4 0 7 1 8 7 5 8 2 5 6 8 3 8 7 0 4 8 6 7 2 7 3 5 9 8 1 0 7 9
1 7 1 8 2 6 6 7 5 8 6 7 3 9 0 7 4 0 3 2 7 8 5 8 7 7 9 4 1 9 2
7 5 7 8 4 9 7 3 4 0 7 1 8 7 5 8 2 5 6 7 3 8 7 0 8 4 8 6 7 2 7
3 5 9 7 1 0

（　　　　　個）

火曜日の練習30　電話の用件

あなたに次のような電話がかかってきました。　誰からどんな用件でかかってきたか書きとめましょう。　家族がわかりやすいような表現にしましょう。　書きとめたあとにその話を聞いた時間と日付けを加えましょう。

もしもし木村さんですか？　となりの石井ですが、昨日お宅の犬が私の家に入り込んで植木鉢を倒して、チューリップを折っていきました。　今後犬を自由に放さないで下さい。　お願いします。

火曜日の練習31　書き取り　I

次の話は有名なイソップの話を簡単にした物語です。　それを全部書き取りましょう。

かりうどがライオンの足あとを探して、木こりにライオンの足あとと穴はどこにあるかと聞きました。　その木こりは「その穴をみせてあげる」と言いました。すると、かりうどは恐がって言いました。　「わたしの探しているのは、ライオンの足あとで、ライオンではありません」と言いました。

火曜日の練習32　書き取り　Ⅱ

これからいろいろな言葉を言います。　聞いたものを順に書き取りましょう。漢字に直すのは後でも構いません。

ガーデニング
無線通信
クレジットカード
通貨統合
ダイエット食品
セーフティーネット
輸送手段
フラワーアレンジメント
DVDプレーヤー
スーパーマーケット
公式参拝
太陽エネルギー
ロボット開発
チョコレートケーキ
バラエティー番組
ギフトカード
天気予報
郵便配達
コーヒーメーカー
健康ドリンク
サッカーボール
輸入制限
クルージング
立地条件
ホームシアター
世界遺産
食品添加物
インテリアデザイン
消費者保護
カウンセリング

(　　　　個)

火曜日の練習33　発着時刻

これから特急列車の発着時刻を言います。あなたの練習帳の駅名の横に時刻を書き取りましょう。

西鹿児島方面
門司港　もじこう　6：59
門司　もじ　7：05
小倉　こくら　7：13
黒崎　くろさき　7：24
折尾　おりお　7：30
赤間　あかま　7：42
博多　はかた　8：15
二日市　ふつかいち　通過
鳥栖　とす　8：35
久留米　くるめ　8：41
羽犬塚　はいぬづか　通過
瀬高　せたか　通過
大牟田　おおむた　9：00
玉名　たまな　通過
上熊本　かみくまもと　通過
熊本　くまもと　9：31
八代　やつしろ　9：52
日奈久　ひなぐ　通過
佐敷　さしき　10：19
水俣　みなまた　10：34
出水　いずみ　10：50
阿久根　あくね　11：05
川内　せんだい　11：28
串木野　くしきの　11：37
伊集院　いじゅういん　11：51
西鹿児島　にしかごしま　12：03

博多方面
西鹿児島　にしかごしま　18：25
伊集院　いじゅういん　18：39
串木野　くしきの　18：51
川内　せんだい　19：00
阿久根　あくね　19：26
出水　いずみ　19：45
水俣　みなまた　20：00
佐敷　さしき　通過
日奈久　ひなぐ　通過
八代　やつしろ　20：37
熊本　くまもと　21：00
上熊本　かみくまもと　21：03
玉名　たまな　21：19
大牟田　おおむた　21：32
瀬高　せたか　21：41
羽犬塚　はいぬづか　21：46
久留米　くるめ　21：55
鳥栖　とす　22：02
二日市　ふつかいち　22：12
博多　はかた　22：22

（　　　個）

火曜日の練習34　宝くじ

これから、6桁の数字を言います。下2桁が08のくじが当たりです。当たりくじの番号を聞いたときに、あなたの練習帳の「当たり」という字に、順に斜めの線を引きましょう。

685708
980740
108234
474568
352427
638640
902827
257440
687634
687408
698268
385734
769240
293868
437308
846927
046734
837027
653668
637608
089727
428634
146208
736968
241740

（　　　個）

火曜日の練習35　ビンゴ

あなたの練習帳にビンゴカードがあります。番号を聞いて、同じものがあれば、数字を○で囲みましょう。縦、横、斜めのいずれか5つに○が並んだら「ビンゴ」と言いましょう。

40	64	14	18	98	35	45	92	10	63
87	32	49	26	77	11	90	05	80	42
39	88	04	17	23	79	33	48	96	50
81	29	99	34	00	51	76	59	12	66
09	41	95	21	70	08	57	85	30	06
78	91	24	46	55	75	60	97	31	86
03	44	67	15	27	38	71	22	52	58
01	62	73	54	93	68	74	53	72	61
02	94	69	37	47	56	25	84	65	13
83	07	20	16	36	82	19	89	43	28

（　　　　個）

練習の自己採点

今日の練習は100点満点で何点くらいになるか予想して採点してもらいましょう。

そのほか感じたことも書いてもらいましょう。

水

水曜日の練習　準備するもの：鉛筆またはペン、国語の辞書、タイマー

水曜日の練習24　2文字の言葉

これから番号と言葉を言います。　仮名で2文字になる言葉が聞こえたら、あなたの練習帳の番号に○をしましょう。

1 コンセント
2 島
3 昼
4 弁当
5 テレビドラマ
6 問題
7 お年玉
8 猫
9 だるま落とし
10 インドネシア
11 こだま
12 しぼりぞめ
13 こころざし
14 歓迎会
15 はちみつ
16 科学
17 馬
18 門松
19 ビタミン
20 観光都市
21 つめきり
22 蛍光灯
23 菜の花
24 北アメリカ
25 はりねずみ

26 まゆ毛
27 焚き火
28 鉄棒
29 しもばしら
30 てんとう虫
31 ドラマ
32 クリスマス
33 回転寿司
34 海
35 平和
36 クイズ
37 夜桜
38 夜
39 命
40 ようかん
41 プロパンガス
42 時代
43 のど自慢
44 朝
45 けものみち
46 村
47 道
48 人
49 紅葉
50 紙芝居

(　　　個)

水曜日の練習25　3文字の言葉

これから番号と言葉を言います。　仮名で3文字になる言葉が聞こえたら、あなたの練習帳の番号に○をしましょう。

1 竹とんぼ
2 猿
3 星
4 口紅
5 ダイヤモンド
6 若者
7 こいのぼり
8 林
9 邪馬台国
10 梅仁丹
11 はさみ
12 薬指
13 宝島
14 同窓会
15 アルカリ
16 ほくろ
17 熱
18 郵便
19 ひまわり
20 高校生
21 くだもの
22 ゴルフクラブ
23 温泉
24 アマゾン川
25 神無月

26 予定
27 気温
28 玄米
29 国際化
30 会員権
31 からす
32 腕相撲
33 扁桃腺
34 月
35 きのう
36 相撲
37 公園
38 鉄
39 港
40 パチンコ
41 バドミントン
42 名古屋
43 蔵屋敷
44 鳥
45 渡し船
46 歌
47 犬
48 耳
49 あした
50 金閣寺

(　　　個)

水曜日の練習26　4文字の言葉

これから番号と言葉を言います。　仮名で4文字になる言葉が聞こえたら、あなたの練習帳の番号に○をしましょう。

1 こばんざめ
2 口
3 秋
4 野沢菜
5 経済学
6 てんぷら
7 くるまえび
8 空
9 ワンタンメン
10 新年会
11 文化
12 尋ね人
13 ひな祭り
14 鹿児島県
15 空港
16 ゴルフ
17 冬
18 小麦粉
19 アフリカ
20 アルゼンチン
21 からすみ
22 観光バス
23 動物
24 体温計
25 千里眼

26 景色
27 指輪
28 床の間
29 畳替え
30 ポインセチア
31 英語
32 ガスコンロ
33 日本舞踊
34 白
35 時計
36 ピアノ
37 監督
38 夏
39 映画
40 法律
41 棒高跳び
42 くすり
43 プリンセス
44 春
45 黒砂糖
46 黒
47 兄
48 姉
49 めがね
50 大理石

(　　　個)

水曜日の練習27　　1漢字の言葉

これから番号と言葉を言います。　漢字で1文字になる言葉が聞こえたら、あなたの練習帳の番号に○をしましょう。

1 落語家
2 夜
3 横浜
4 物語
5 村
6 道
7 平和
8 昼
9 百貨店
10 人
11 母親
12 発表
13 電車
14 太陽系
15 運転手
16 馬
17 好奇心
18 松竹梅
19 朝
20 銀婚式
21 神戸
22 命
23 乾燥機
24 大道芸
25 島
26 海
27 兄弟
28 市場
29 芸能界
30 確認

(　　　個)

水曜日の練習28　2漢字の言葉

これから番号と言葉を言います。漢字で2文字になる言葉が聞こえたら、あなたの練習帳の番号に○をしましょう。

1 洗面所
2 鉄
3 納豆
4 計画
5 歌
6 犬
7 情報
8 星
9 鼓笛隊
10 耳
11 経済
12 印刷
13 新聞
14 応援団
15 紫外線
16 熱
17 水平線
18 遺伝子
19 鳥
20 望遠鏡
21 野球
22 林
23 消防署
24 調味料
25 猿
26 月
27 商売
28 産業
29 歌舞伎
30 映画

(　　　　個)

水曜日の練習29　数字の書き取り

これからいろいろな数字を言います。　そのなかで、9という数字の次の数字を順に書きましょう。

1 8 2 6 6 2 8 5 8 6 7 3 9 0 8 4 0 2 3 2 4 1 9 2 8 5 7 8 4 9 2
3 4 0 8 1 8 7 5 8 2 5 6 2 3 8 1 8 7 0 2 4 8 6 8 2 8 7 2 8 3 5
9 8 1 0 2 9 1 8 1 2 2 6 6 8 5 8 6 7 3 9 0 8 4 0 2 3 2 4 1 9 2
8 5 7 2 4 9 8 3 4 0 2 1 8 7 5 8 2 5 6 2 3 8 1 8 7 0 8 4 8 6 7
2 8 3 5 9 8 1 0 8 9 1 8 1 8 2 6 6 8 5 8 6 7 3 9 0 8 4 0 2 3 2
7 8 5 8 7 8 9 4 8 1 9 2 8 5 7 8 4 9 8 3 4 0 2 1 8 7 5 8 2 5 6
2 3 8 3 8 7 0 2 4 8 6 7 2 8 3 5 9 8 1 0 8 9 1 8 1 8 2 6 6 2 5
8 6 7 3 9 0 8 4 0 2 3 2 4 1 9 2 2 5 7 8 4 9 8 3 4 0 8 1 8 7 5
8 2 5 6 2 3 8 2 8 7 0 8 4 8 6 7 2 8 3 5 9 8 1 0 8 9 1 8 1 5 8
9 4 6 8 3 2 6 3 8 2 1 4 1 0 2 9 1 8 1 8 2 8 6 6 8 5 8 6 7 3 9
0 8 4 0 8 3 2 4 1 9 2 8 5 7 8 6 6 2 5 8 6 7 3 9 0 8 4 0 2 3 2
4 1 9 2 2 5 7 8 4 9 8 3 4 0 8 1 8 7 5 8 2 5 6 2 3 8 2 8 7 0 8
4 8 6 7 2 8 3 5 9 8 1 0 8 9 1 8 1 5 8 9 4 6 8 3 2 4 2 9 3 9 0
8 4 0 2 3 2 4 1 9 2 8 5 7 2 4 9 8 3 4 0 2 1 8 7 5 8 2 5 6 2 3
8 1 8 7 0 8 4 8 6 7 2 8 3 5 9 8 1 0 8 9 1 8 1 8 2 6 6 8 5 8 6
7 3 9 0 8 4 0 2 3 2 7 8 5 8 7 8 9 4 8 1 9 2 8 5 7 8 4 9 8 3 4
0 2 1 8 7 5 8 2 5 6 2 3 8 3 8 7 0 2 4 8 6 7 2 8 3 5 9 8 1 0 8
9 1 8 1 8 2 6 6 2 5 8 6 7 3 9 0 8 4 0 2 3 2 4 1 9 2 2 5 7 8 4
9 8 3 4 0 8 1 8 7 5 8 2 5 6 2 3 8 2 8 7 0 8 4 8 6 7 2 8 3 5 9
8 1 0 8 9 1

（　　　　個）

水曜日の練習30　　電話の用件

あなたに次のような電話がかかってきました。　誰からどんな用件でかかってきたか書きとめましょう。　家族がわかりやすいような表現にしましょう。　書きとめたあとにその話を聞いた時間と日付けを加えましょう。

もしもし木村さんですか？　明日の夕方墨田川の花火を見に行きませんか？　混むのですこし早く出ようとおもいますので、3時に両国駅の改札でお待ちします。ついでに江戸東京博物館も行ってみましょう。

水曜日の練習31　書き取り　Ⅰ

次の話は有名なイソップの話を簡単にした物語です。　それを全部書き取りましょう。

ある人が波が打ち寄せる海岸に腰をおろして、波を数えていましたが、数が合わずにかんしゃくを起こしていました。　そこを通りがかった人が言いました。「なんだって過ぎ去ったことで、くしゃくしゃしているのですか？　こんどから数え直せばいいじゃありませんか」。

水曜日の練習32　書き取り　Ⅱ

これからいろいろな言葉を言います。　聞いたものを順に書き取りましょう。漢字に直すのは後でも構いません。

コンビニエンスストア
貿易協定
ライフサイクル
株主総会
システムエンジニア
特殊法人
オールスターゲーム
信託銀行
新聞広告
クロスワードパズル
上方落語
マリンスポーツ
モデルルーム
サービスセンター
携帯電話
ギネスブック
連載漫画
ランチメニュー
企画会議
ローストビーフ
キックボクシング
金融機関
カフェテリア
鉄道模型
ロールプレイング
異国情緒
レコーディング
ヒトゲノム
産業構造
人間国宝

(　　　　個)

水曜日の練習33　発着時刻

これから特急列車の発着時刻を言います。あなたの練習帳の駅名の横に時刻を書き取りましょう。

稚内方面
札幌発　さっぽろ　23：00
岩見沢発　いわみざわ　23：36
砂川発　すながわ　0：06
深川発　ふかがわ　0：33
旭川発　あさひかわ　1：20
士別着　しべつ　2：21
名寄着　なよろ　2：43
美深発　びふか　3：13
音威子府発　おといねっぷ　3：45
幌延着　ほろのべ　4：54
豊富発　とよとみ　5：10
稚内着　わっかない　6：00

江別発　えべつ　23：19
美唄発　びばい　23：51
滝川発　たきかわ　0：14
旭川着　あさひかわ　1：00
和寒発　わっさむ　2：05
士別発　しべつ　2：22
名寄発　なよろ　2：50
音威子府着　おといねっぷ　3：42
天塩中川発　てしおなかがわ　4：17
幌延発　ほろのべ　4：54
南稚内発　みなみわっかない　5：54

札幌方面
稚内発　わっかない　22：00
豊富発　とよとみ　23：03
幌延発　ほろのべ　23：22
音威子府着　おといねっぷ　0：41
美深発　びふか　1：25
名寄発　なよろ　2：00
士別発　しべつ　2：22
旭川着　あさひかわ　3：24
深川発　ふかがわ　4：07
砂川発　すながわ　4：39
岩見沢発　いわみざわ　5：15
札幌着　さっぽろ　6：00

南稚内発　みなみわっかない　22：16
幌延着　ほろのべ　23：21
天塩中川発　てしおなかがわ　0：05
音威子府発　おといねっぷ　0：50
名寄着　なよろ　1：50
士別着　しべつ　2：22
和寒発　わっさむ　2：39
旭川発　あさひかわ　3：39
滝川発　たきかわ　4：30
美唄発　びばい　4：57
江別発　えべつ　5：35

（　　　個）

水曜日の練習34　宝くじ

これから、6桁の数字を言います。下2桁が40のくじが当たりです。当たりくじの番号を聞いたときに、あなたの練習帳の「当たり」という字に、順に斜めの線を引きましょう。

685708
980740
108234
474568
352427
638640
902827
257440
687634
687408
698268
385734
769240
293868
437308
846927
046734
837027
653668
637608
089727
428634
146208
736968
241740

（　　　個）

水曜日の練習35　ビンゴ

あなたの練習帳にビンゴカードがあります。番号を聞いて、同じものがあれば、数字を〇で囲みましょう。縦、横、斜めのいずれか5つに〇が並んだら「ビンゴ」と言いましょう。

81	29	99	34	00	51	76	59	12	66
09	41	95	21	70	08	57	85	30	06
78	91	24	46	55	75	60	97	31	86
03	44	67	15	27	38	71	22	52	58
01	62	73	54	93	68	74	53	72	61
02	94	69	37	47	56	25	84	65	13
83	07	20	16	36	82	19	89	43	28
40	64	14	18	98	35	45	92	10	63
87	32	49	26	77	11	90	05	80	42
39	88	04	17	23	79	33	48	96	50

(　　　　個)

練習の自己採点

今日の練習は100点満点で何点くらいになるか予想して採点してもらいましょう。

そのほか感じたことも書いてもらいましょう。

木曜日の練習 準備するもの：鉛筆またはペン、国語の辞書、タイマー

木曜日の練習24　2文字の言葉

これから番号と言葉を言います。　仮名で2文字になる言葉が聞こえたら、あなたの練習帳の番号に○をしましょう。

1 竹とんぼ
2 猿
3 星
4 口紅
5 ダイヤモンド
6 若者
7 こいのぼり
8 林
9 邪馬台国
10 梅仁丹
11 はさみ
12 薬指
13 宝島
14 同窓会
15 アルカリ
16 ほくろ
17 熱
18 郵便
19 ひまわり
20 高校生
21 くだもの
22 ゴルフクラブ
23 温泉
24 アマゾン川
25 神無月

26 予定
27 気温
28 玄米
29 国際化
30 会員権
31 からす
32 腕相撲
33 扁桃腺
34 月
35 きのう
36 相撲
37 公園
38 鉄
39 港
40 パチンコ
41 バドミントン
42 名古屋
43 蔵屋敷
44 鳥
45 渡し船
46 歌
47 犬
48 耳
49 あした
50 金閣寺

(　　　個)

木曜日の練習25　3文字の言葉

これから番号と言葉を言います。　仮名で3文字になる言葉が聞こえたら、あなたの練習帳の番号に〇をしましょう。

1 こばんざめ
2 口
3 秋
4 野沢菜
5 経済学
6 てんぷら
7 くるまえび
8 空
9 ワンタンメン
10 新年会
11 文化
12 尋ね人
13 ひな祭り
14 鹿児島県
15 空港
16 ゴルフ
17 冬
18 小麦粉
19 アフリカ
20 アルゼンチン
21 からすみ
22 観光バス
23 動物
24 体温計
25 千里眼

26 景色
27 指輪
28 床の間
29 畳替え
30 ポインセチア
31 英語
32 ガスコンロ
33 日本舞踊
34 白
35 時計
36 ピアノ
37 監督
38 夏
39 映画
40 法律
41 棒高跳び
42 くすり
43 プリンセス
44 春
45 黒砂糖
46 黒
47 兄
48 姉
49 めがね
50 大理石

(　　　個)

木曜日の練習26　4文字の言葉

これから番号と言葉を言います。　仮名で4文字になる言葉が聞こえたら、あなたの練習帳の番号に〇をしましょう。

1 水平線	26 種子島
2 上	27 川
3 雪	28 太陽系
4 夢	29 冷蔵庫
5 水泳	30 好奇心
6 左	31 椿姫
7 トンボ	32 音楽
8 こんぺいとう	33 太陽
9 夏休み	34 バナナ
10 洗濯	35 父親
11 太平洋	36 左
12 飛行機	37 ハイビスカス
13 坂道	38 エプロン
14 ほこり	39 右
15 雨	40 花火
16 カブトムシ	41 米俵
17 山	42 下
18 物語	43 帆立貝
19 応援団	44 煙
20 だるま	45 展望台
21 大相撲	46 ほうれん草
22 真実	47 ふくろう
23 桜	48 りんご
24 花	49 たんす
25 芸能界	50 銀婚式

（　　　　個）

木曜日の練習27　1漢字の言葉

これから番号と言葉を言います。　漢字で1文字になる言葉が聞こえたら、あなたの練習帳の番号に○をしましょう。

1 洗面所
2 鉄
3 納豆
4 計画
5 歌
6 犬
7 情報
8 星
9 鼓笛隊
10 耳
11 経済
12 印刷
13 新聞
14 応援団
15 紫外線
16 熱
17 水平線
18 遺伝子
19 鳥
20 望遠鏡
21 野球
22 林
23 消防署
24 調味料
25 猿
26 月
27 商売
28 産業
29 歌舞伎
30 映画

(　　　個)

木曜日の練習28　2漢字の言葉

これから番号と言葉を言います。漢字で2文字になる言葉が聞こえたら、あなたの練習帳の番号に○をしましょう。

 1 小麦粉
 2 夏
 3 茶碗
 4 毎日
 5 妹
 6 兄
 7 信号
 8 秋
 9 時計台
10 姉
11 指輪
12 階段
13 景色
14 消火器
15 北海道
16 冬
17 利根川
18 日記帳
19 春
20 天守閣
21 天国
22 空
23 千秋楽
24 計算機
25 口
26 弟
27 暗号
28 時計
29 下水道
30 辞書

(　　　個)

木曜日の練習29　数字の書き取り

これからいろいろな数字を言います。　そのなかで、3という数字の次の数字を順に書きましょう。

```
1 8 2 6 6 2 8 5 8 6 7 3 9 0 8 4 0 2 3 2 4 1 9 2 8 5 7 8 4 9 2
3 4 0 8 1 8 7 5 8 2 5 6 2 3 8 1 8 7 0 2 4 8 6 8 2 8 7 2 8 3 5
9 8 1 0 2 9 1 8 1 2 2 6 6 8 5 8 6 7 3 9 0 8 4 0 2 3 2 4 1 9 2
8 5 7 2 4 9 8 3 4 0 2 1 8 7 5 8 2 5 6 2 3 8 1 8 7 0 8 4 8 6 7
2 8 3 5 9 8 1 0 8 9 1 8 1 8 2 6 6 8 5 8 6 7 3 9 0 8 4 0 2 3 2
7 8 5 8 7 8 9 4 8 1 9 2 8 5 7 8 4 9 8 3 4 0 2 1 8 7 5 8 2 5 6
2 3 8 3 8 7 0 2 4 8 6 7 2 8 3 5 9 8 1 0 8 9 1 8 1 8 2 6 6 2 5
8 6 7 3 9 0 8 4 0 2 3 2 4 1 9 2 2 5 7 8 4 9 8 3 4 0 8 1 8 7 5
8 2 5 6 2 3 8 2 8 7 0 8 4 8 6 7 2 8 3 5 9 8 1 0 8 9 1 8 1 5 8
9 4 6 8 3 2 6 3 8 2 1 4 1 0 2 9 1 8 1 8 2 8 6 6 8 5 8 6 7 3 9
0 8 4 0 8 3 2 4 1 9 2 8 5 7 8 6 6 2 5 8 6 7 3 9 0 8 4 0 2 3 2
4 1 9 2 2 5 7 8 4 9 8 3 4 0 8 1 8 7 5 8 2 5 6 2 3 8 2 8 7 0 8
4 8 6 7 2 8 3 5 9 8 1 0 8 9 1 8 1 5 8 9 4 6 8 3 2 4 2 9 4 2 6
7 2 8 3 5 9 8 1 0 8 9 1 8 1 8 2 6 6 8 5 8 6 7 3 9 0 8 4 0 2 3
2 7 8 5 8 7 8 9 4 8 1 9 2 8 5 7 8 4 9 2 3 4 0 2 1 8 7 5 8 2 5
6 2 3 8 3 8 7 0 2 4 8 6 7 2 8 3 5 9 8 1 0 8 9 1 8 1 8 2 6 6 2
5 2 6 7 3 9 0 8 4 0 2 3 2 4 1 9 2 2 5 7 8 4 9 8 3 4 0 8 1 8 7
5 8 2 5 6 2 3 8 2 8 7 0 2 4 8 6 7 2 8 3 5 9 8 1 0 8 9 1 8 1 5
8 9 4 6 8 3 2 6 3 8 2 1 4 1 0 2 9 1 8 1 8 2 2 6 6 8 5 8 6 7 3
9 0 2 4 0 8
```

（　　　個）

木曜日の練習30　電話の用件

あなたに次のような電話がかかってきました。　誰からどんな用件でかかってきたか書きとめましょう。　家族がわかりやすいような表現にしましょう。　書きとめたあとに、その話を聞いた時間と日付けを加えましょう。

もしもし高橋さんですか？　当社アイカ商会では、今度テレビドアホン、電気錠システムなどの製造販売を始めました。　8月9日にそれらの展示説明会を珊瑚会館でいたします。　是非直接にご覧下さり、お宅の防犯にご利用下さるよう、お願いの電話をさせていただきました。

木曜日の練習31　書き取り　I

次の話は有名なイソップの話を簡単にした物語です。　それを全部書き取りましょう。

はげ頭の人に悪口を言われた人は言いました。「私は悪口は言うまい。ただ私はへんな頭から抜け落ちてしまったあなたの髪の毛のことを、褒めてやろうと思う」

木曜日の練習32　書き取り　Ⅱ

これからいろいろな言葉を言います。　聞いたものを順に書き取りましょう。漢字に直すのは後でも構いません。

デジタルカメラ
実況中継
トライアスロン
コピーライター
留守番電話
フィットネスクラブ
航空会社
フロンティア精神
マンション管理
カラーリング
天然素材
確定申告
バイオテクノロジー
公共料金
カラオケボックス
産業廃棄物
健康食品
コレクション
電力会社
ベンチャー企業
地域産業
バリアフリー
日本庭園
大河ドラマ
アニメーション
温泉旅行
ハイビジョン
外国為替
天体観測
選手交代

（　　　個）

木曜日の練習33　発着時刻

これから特急列車の発着時刻を言います。あなたの練習帳の駅名の横に時刻を書き取りましょう。

岡山方面
宇和島　うわじま　6：40
八幡浜　やわたはま　7：10
内子　うちこ　7：33
伊予市　いよし　7：52
松山　まつやま　8：11
今治　いまばり　8：47
伊予西条　いよさいじょう　9：12
伊予三島　いよみしま　9：38
観音寺　かんおんじ　9：54
詫間　たくま　通過
丸亀　まるがめ　10：13
児島　こじま　10：33
卯之町　うのまち　6：59
伊予大洲　いよおおず　7：22
伊予中山　いよなかやま　7：41
市坪　いちつぼ　通過
伊予北条　いよほうじょう　8：23
壬生川　にゅうがわ　9：00
新居浜　にいはま　9：21
川之江　かわのえ　9：43
高瀬　たかせ　通過
多度津　たどつ　10：09
宇多津　うたづ　10：20
岡山　おかやま　10：57

宇和島方面
岡山　おかやま　17：22
宇多津　うたづ　18：01
多度津　たどつ　18：10
高瀬　たかせ　通過
川之江　かわのえ　18：36
新居浜　にいはま　18：59
壬生川　にゅうがわ　19：15
伊予北条　いよほうじょう　19：58
市坪　いちつぼ　20：28
伊予中山　いよなかやま　通過
伊予大洲　いよおおず　21：00
卯之町　うのまち　21：28
児島　こじま　17：42
丸亀　まるがめ　18：05
詫間　たくま　通過
観音寺　かんおんじ　18：25
伊予三島　いよみしま　18：42
伊予西条　いよさいじょう　19：07
今治　いまばり　19：31
松山　まつやま　20：25
伊予市　いよし　20：33
内子　うちこ　20：51
八幡浜　やわたはま　21：14
宇和島　うわじま　21：45

（　　　個）

木曜日の練習34　宝くじ

これから、6桁の数字を言います。下2桁が27のくじが当たりです。当たりくじの番号を聞いたときに、あなたの練習帳の「当たり」という字に、順に斜めの線を引きましょう。

685708
980740
108234
474568
352427
638640
902827
257440
687634
687408
698268
385734
769240
293868
437308
846927
046734
837027
653668
637608
089727
428634
146208
736968
241740

（　　　　個）

木曜日の練習35　ビンゴ

あなたの練習帳にビンゴカードがあります。番号を聞いて、同じものがあれば、数字を○で囲みましょう。縦、横、斜めのいずれか5つに○が並んだら「ビンゴ」と言いましょう。

09	41	95	21	70	08	57	85	30	06
78	91	24	46	55	75	60	97	31	86
03	44	67	15	27	38	71	22	52	58
01	62	73	54	93	68	74	53	72	61
02	94	69	37	47	56	25	84	65	13
83	07	20	16	36	82	19	89	43	28
40	64	14	18	98	35	45	92	10	63
87	32	49	26	77	11	90	05	80	42
39	88	04	17	23	79	33	48	96	50
81	29	99	34	00	51	76	59	12	66

（　　　個）

練習の自己採点

今日の練習は100点満点で何点くらいになるか予想して採点してもらいましょう。

そのほか感じたことも書いてもらいましょう。

金

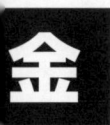

金曜日の練習　準備するもの：鉛筆またはペン、国語の辞書、タイマー

金曜日の練習24　2文字の言葉

これから番号と言葉を言います。　仮名で2文字になる言葉が聞こえたら、あなたの練習帳の番号に○をしましょう。

1　こばんざめ
2　口
3　秋
4　野沢菜
5　経済学
6　てんぷら
7　くるまえび
8　空
9　ワンタンメン
10　新年会
11　文化
12　尋ね人
13　ひな祭り
14　鹿児島県
15　空港
16　ゴルフ
17　冬
18　小麦粉
19　アフリカ
20　アルゼンチン
21　からすみ
22　観光バス
23　動物
24　体温計
25　千里眼

26　景色
27　指輪
28　床の間
29　畳替え
30　ポインセチア
31　英語
32　ガスコンロ
33　日本舞踊
34　白
35　時計
36　ピアノ
37　監督
38　夏
39　映画
40　法律
41　棒高跳び
42　くすり
43　プリンセス
44　春
45　黒砂糖
46　黒
47　兄
48　姉
49　めがね
50　大理石

(　　　個)

金曜日の練習25　3文字の言葉

これから番号と言葉を言います。　仮名で3文字になる言葉が聞こえたら、あなたの練習帳の番号に〇をしましょう。

1 水平線
2 上
3 雪
4 夢
5 水泳
6 左
7 トンボ
8 こんぺいとう
9 夏休み
10 洗濯
11 太平洋
12 飛行機
13 坂道
14 ほこり
15 雨
16 カブトムシ
17 山
18 物語
19 応援団
20 だるま
21 大相撲
22 真実
23 桜
24 花
25 芸能界
26 種子島
27 川
28 太陽系
29 冷蔵庫
30 好奇心
31 椿姫
32 音楽
33 太陽
34 バナナ
35 父親
36 左
37 ハイビスカス
38 エプロン
39 右
40 花火
41 米俵
42 下
43 帆立貝
44 煙
45 展望台
46 ほうれん草
47 ふくろう
48 りんご
49 たんす
50 銀婚式

(　　　個)

金曜日の練習26　4文字の言葉

これから番号と言葉を言います。　仮名で4文字になる言葉が聞こえたら、あなたの練習帳の番号に○をしましょう。

1 カメレオン
2 中
3 寺
4 ネクタイ
5 つみきくずし
6 毎日
7 扇風機
8 女
9 為替相場
10 半導体
11 ラジオ
12 雪だるま
13 ちらし寿司
14 天気予報
15 通信
16 電話
17 森
18 暗号
19 印刷
20 寒暖計
21 確率
22 アンデルセン
23 富士山
24 観測船
25 流れ星

26 きつね
27 みみず
28 信号
29 きりぎりす
30 マダガスカル
31 手紙
32 換気扇
33 いしやきいも
34 坂
35 むかで
36 砂糖
37 階段
38 酒
39 たばこ
40 天国
41 忘年会
42 テレビ
43 かつおぶし
44 栗
45 紫外線
46 男
47 外
48 橋
49 たぬき
50 肉団子

(　　　個)

金曜日の練習27　1漢字の言葉

これから番号と言葉を言います。　漢字で1文字になる言葉が聞こえたら、あなたの練習帳の番号に○をしましょう。

1 小麦粉
2 夏
3 茶碗
4 毎日
5 妹
6 兄
7 信号
8 秋
9 時計台
10 姉
11 指輪
12 階段
13 景色
14 消火器
15 北海道
16 冬
17 利根川
18 日記帳
19 春
20 天守閣
21 天国
22 空
23 千秋楽
24 計算機
25 口
26 弟
27 暗号
28 時計
29 下水道
30 辞書

(　　　個)

金曜日の練習28　2漢字の言葉

これから番号と言葉を言います。漢字で2文字になる言葉が聞こえたら、あなたの練習帳の番号に○をしましょう。

　1 山形県
　2 左
　3 科学
　4 太陽
　5 山
　6 雪
　7 旅行
　8 上
　9 飛行機
10 夢
11 電話
12 手紙
13 茶碗
14 自衛隊
15 小学校
16 下
17 時代劇
18 登山客
19 右
20 高齢者
21 老人
22 川
23 同級生
24 太平洋
25 雨
26 花
27 砂糖
28 紅茶
29 魚市場
30 学校

（　　　個）

金曜日の練習29　数字の書き取り

これからいろいろな数字を言います。　そのなかで、6という数字の次の数字を順に書きましょう。

```
1 8 2 6 3 6 2 5 8 6 7 3 9 0 8 4 0 2 3 2 4 1 9 2 8 5 7 8 4 9 2
3 4 0 8 1 8 7 5 8 2 5 6 2 3 8 1 8 7 0 2 4 8 6 8 2 8 7 2 8 3 5
9 8 1 0 2 9 1 8 1 2 2 6 2 6 5 8 6 7 3 9 0 8 4 0 2 3 2 4 1 9 2
8 5 7 2 4 9 8 3 4 0 2 1 8 7 5 8 2 5 6 2 3 8 1 8 7 0 8 4 2 6 7
2 8 3 5 9 8 1 0 8 9 1 8 1 8 2 6 2 6 8 5 8 6 7 3 9 0 8 4 0 2 3
2 7 5 8 7 8 9 4 2 1 9 2 8 5 7 8 4 9 8 3 4 0 2 1 8 7 5 8 2 5 6
2 3 8 3 2 7 0 2 4 6 7 2 8 3 5 9 2 1 0 2 9 1 8 1 2 6 4 6 2 5 8
6 7 3 9 0 2 4 0 2 3 2 4 1 9 2 2 5 7 8 4 9 8 3 4 0 8 1 2 7 5 8
2 5 6 2 3 8 2 8 7 0 8 4 8 6 7 2 8 3 5 9 2 1 0 8 9 1 8 1 5 8 9
4 6 8 3 2 6 3 8 2 1 4 1 0 2 9 1 8 1 8 2 6 8 5 8 6 7 3 9 0 8 4
0 8 3 2 4 1 9 2 8 5 7 8 6 5 6 2 5 6 7 3 9 0 8 4 0 2 3 2 4 1 9
2 2 5 7 8 4 9 8 3 4 0 8 1 8 7 5 8 2 5 6 2 3 8 2 8 7 0 8 4 8 6
7 2 8 3 5 9 8 1 0 8 9 1 8 1 5 8 9 4 6 8 3 2 4 2 9 4 2 6 7 2 8
3 5 9 8 1 0 8 9 1 8 1 8 2 6 5 8 6 7 3 9 0 8 4 0 2 3 2 7 8 5 8
7 2 9 4 2 1 9 2 8 5 7 8 4 9 8 3 4 0 2 1 8 7 5 8 2 5 6 2 3 8 3
2 7 0 2 4 8 6 7 2 8 3 5 9 2 1 0 2 9 1 2 1 2 6 1 6 2 5 8 6 7 3
9 0 2 4 0 2 3 2 4 1 9 2 2 5 7 8 4 9 8 3 4 0 8 1 2 7 5 8 2 5 6
2 3 8 2 8 7 0 8 4 8 6 7 2 8 3 5 9 2 1 0 8 9 1 8 1 5 8 9 4 6 8
3 2 6 3 8 2 1 4 1 0 2 9 1 8 1 8 2 8 6 2 5 3 6 7 3 9 0 2 4 0 8
4 3 2 4 1 9
```

（　　　個）

金曜日の練習30　電話の用件

あなたに次のような電話がかかってきました。誰からどんな用件でかかってきたか書きとめましょう。家族がわかりやすいような表現にしましょう。書きとめたあとに、その話を聞いた時間と日付けを加えましょう。

もしもし高橋さんですか？　当社で現在販売しております山の手線原宿駅から徒歩1分のマンションは、格安で資産価値も高い物ですので、退職金で是非お求め下さい。　近くには明治神宮の緑地帯もあり環境抜群です。

金曜日の練習31　書き取り　I

次の話は有名なイソップの話を簡単にした物語です。　それを全部書き取りましょう。

壁に釘をさされて、壁は怒って釘に言います。　「悪い事をしてないのになぜさされるのだ」　釘は言いました。「わたしのせいではないよ。　わたしをうしろから強く叩く人間のせいだ」。

金曜日の練習32　書き取り　Ⅱ

これからいろいろな言葉を言います。　聞いたものを順に書き取りましょう。漢字に直すのは後でも構いません。

記念式典
エアロビクス
相撲大会
マジックミラー
原油価格
エスプレッソコーヒー
構造改革
グローバル化
財政負担
ヘアマニキュア
難民キャンプ
ローヤルゼリー
道路公団
アシスタント
文化遺産
旧約聖書
ハンドブック
ライフスタイル
国際関係
政治献金
ゴルフクラブ
ホームヘルパー
気圧配置
商品開発
ミュージカル
個人情報
パフォーマンス
領土問題
書類送検
古典芸能

(　　　個)

金曜日の練習33　発着時刻

これから特急列車の発着時刻を言います。あなたの練習帳の駅名の横に時刻を書き取りましょう。

松本方面
千葉　ちば　6：37　　　　　　　船橋　ふなばし　6：53
錦糸町　きんしちょう　7：08　　秋葉原　あきはばら　7：14
東京　とうきょう　通過　　　　　新宿　しんじゅく　7：30
三鷹　みたか　通過　　　　　　　立川　たちかわ　7：53
八王子　はちおうじ　8：01　　　大月　おおつき　8：31
塩山　えんざん　8：53　　　　　山梨市　やまなしし　8：58
石和温泉　いさわおんせん　9：02　甲府　こうふ　9：08
韮崎　にらさき　9：18　　　　　長坂　ながさか　通過
小淵沢　こぶちざわ　9：36　　　富士見　ふじみ　9：43
茅野　ちの　9：52　　　　　　　上諏訪　かみすわ　9：57
下諏訪　しもすわ　10：02　　　岡谷　おかや　10：06
塩尻　しおじり　10：14　　　　松本　まつもと　10：24

新宿方面
白馬　はくば　15：45　　　　　神城　かみしろ　15：53
簗場　やなば　16：03　　　　　信濃大町　しなのおおまち　16：17
信濃松川　しなのまつかわ　16：27　穂高　ほたか　16：45
豊科　とよしな　16：51　　　　松本　まつもと　17：20
塩尻　しおじり　17：31　　　　岡谷　おかや　17：40
下諏訪　しもすわ　通過　　　　　上諏訪　かみすわ　17：48
茅野　ちの　17：55　　　　　　富士見　ふじみ　通過
小淵沢　こぶちざわ　通過　　　　長坂　ながさか　通過
韮崎　にらさき　通過　　　　　　甲府　こうふ　18：38
石和温泉　いさわおんせん　通過　　山梨市　やまなしし　通過
塩山　えんざん　通過　　　　　　大月　おおつき　通過
八王子　はちおうじ　19：40　　立川　たちかわ　19：50
三鷹　みたか　通過　　　　　　　新宿　しんじゅく　20：17

（　　　　個）

金曜日の練習34　宝くじ

これから、6桁の数字を言います。下2桁が68のくじが当たりです。当たりくじの番号を聞いたときに、あなたの練習帳の「当たり」という字に、順に斜めの線を引きましょう。

685708
980740
108234
474568
352427
638640
902827
257440
687634
687408
698268
385734
769240
293868
437308
846927
046734
837027
653668
637608
089727
428634
146208
736968
241740

（　　　　個）

金曜日の練習35　ビンゴ

あなたの練習帳にビンゴカードがあります。番号を聞いて、同じものがあれば、数字を○で囲みましょう。縦、横、斜めのいずれか5つに○が並んだら「ビンゴ」と言いましょう。

39	88	04	17	23	79	33	48	96	50
81	29	99	34	00	51	76	59	12	66
09	41	95	21	70	08	57	85	30	06
78	91	24	46	55	75	60	97	31	86
03	44	67	15	27	38	71	22	52	58
01	62	73	54	93	68	74	53	72	61
02	94	69	37	47	56	25	84	65	13
83	07	20	16	36	82	19	89	43	28
40	64	14	18	98	35	45	92	10	63
87	32	49	26	77	11	90	05	80	42

（　　　個）

練習の自己採点

今日の練習は100点満点で何点くらいになるか予想して採点してもらいましょう。

そのほか感じたことも書いてもらいましょう。

FM練習帳

脳損傷のリハビリテーションのための方法
TBIリハビリテーション研究所　藤田久美子　藤井正子

聞く注意力の練習帳　Ⅲ

氏　名　_____

実施日　_____年_____月_____日から

　　　　_____年_____月_____日まで

内 容

第3週

覚え書き

練習24　2文字の言葉

練習25　3文字の言葉

練習26　4文字の言葉

練習27　1漢字の言葉

練習28　2漢字の言葉

練習29　数字の書き取り

練習30　電話の用件

練習31　書き取りⅠ

練習32　書き取りⅡ

練習33　発着時刻

練習34　宝くじ

練習35　ビンゴ

練習の自己採点

覚え書き

- 練習は最も集中できる時間にやるようにしましょう。
- 集中力がなくなったらやめてもよいですが、あとでまた開始しましょう。
- 練習終了後、貴方が100点満点でどのくらいできたか書きましょう。

月

これから練習が始まります。聞く注意力をつけるための訓練です。

月曜日の練習　　準備するもの：鉛筆またはペン、消しゴム、タイマー

月曜日の練習24　　2文字の言葉

これから番号と言葉を聞きます。　仮名で2文字になる言葉が聞こえたら、その番号に〇をしましょう。

```
 1   2   3   4   5   6   7   8   9  10
11  12  13  14  15  16  17  18  19  20
21  22  23  24  25  26  27  28  29  30
31  32  33  34  35  36  37  38  39  40
41  42  43  44  45  46  47  48  49  50
```

月曜日の練習25　3文字の言葉

これから番号と言葉を聞きます。　仮名で3文字になる言葉が聞こえたら、その番号に○をしましょう。

1　2　3　4　5　6　7　8　9　10

11　12　13　14　15　16　17　18　19　20

21　22　23　24　25　26　27　28　29　30

31　32　33　34　35　36　37　38　39　40

41　42　43　44　45　46　47　48　49　50

月曜日の練習26　4文字の言葉

これから番号と言葉を聞きます。　仮名で4文字になる言葉が聞こえたら、その番号に○をしましょう。

1　2　3　4　5　6　7　8　9　10

11　12　13　14　15　16　17　18　19　20

21　22　23　24　25　26　27　28　29　30

31　32　33　34　35　36　37　38　39　40

41　42　43　44　45　46　47　48　49　50

月曜日の練習27　1漢字の言葉

これから番号と言葉を聞きます。漢字で1文字になる言葉が聞こえたら、その番号に○をしましょう。

1　2　3　4　5　6　7　8　9　10

11　12　13　14　15　16　17　18　19　20

21　22　23　24　25　26　27　28　29　30

月曜日の練習28　2漢字の言葉

これから番号と言葉を聞きます。　漢字で2文字になる言葉が聞こえたら、その番号に○をしましょう。

1　2　3　4　5　6　7　8　9　10

11　12　13　14　15　16　17　18　19　20

21　22　23　24　25　26　27　28　29　30

月曜日の練習29　数字の書き取り

これからいろいろな数字を聞きます。　そのなかで、2という数字の次の数字を下の数字のあとに、順に書きましょう。

1	2	3	4	5	6	7	8	9	10
11	12	13	14	15	16	17	18	19	20
21	22	23	24	25	26	27	28	29	30
31	32	33	34	35	36	37	38	39	40
41	42	43	44	45	46	47	48	49	50
51	52	53	54	55	56	57	58	59	60
61	62	63	64	65	66	67	68	69	70
71	72	73	74	75	76	77	78	79	80
81	82	83	84	85	86	87	88	89	90
91	92	93	94	95	96	97	98	99	100
101	102	103	104	105	106	107	108	109	110
111	112	113	114	115	116	117	118	119	120

月曜日の練習30　電話の用件

あなたに次のような電話がかかってきました。誰からどんな用件でかかってきたか下に書きとめましょう。家族がわかりやすいような表現にしましょう。書きとめたあとに、その話を聞いた時間と日付けを加えましょう。

月曜日の練習31　書き取り　I

有名なイソップの話を簡単にした物語を聞きます。　それを全部書き取りましょう。

月曜日の練習32　書き取り　Ⅱ

これからいろいろな言葉を聞きます。　聞いたものを順に書き取りましょう。　漢字に直すのは後でも構いません。

月曜日の練習33　発着時刻

これから特急列車の発着時刻を聞きます。駅名の横に時刻を書き取りましょう。

金沢方面
大阪　おおさか
京都　きょうと
堅田　かたた
敦賀　つるが
鯖江　さばえ
芦原温泉　あわらおんせん
加賀温泉　かがおんせん
松任　まっとう

新大阪　しんおおさか
西大津　にしおおつ　通過
近江今津　おうみいまづ
武生　たけふ
福井　ふくい
大聖寺　だいしょうじ　通過
小松　こまつ
金沢　かなざわ

大阪方面
金沢　かなざわ
小松　こまつ
大聖寺　だいしょうじ　通過
福井　ふくい
武生　たけふ
近江今津　おうみいまづ
西大津　にしおおつ　通過
新大阪　しんおおさか

松任　まっとう
加賀温泉　かがおんせん
芦原温泉　あわらおんせん
鯖江　さばえ　通過
敦賀　つるが
堅田　かたた
京都　きょうと
大阪　おおさか

月曜日の練習34　宝くじ

これから、6桁の数字を聞きます。下2桁が34のくじが当たりです。当たりくじの番号を聞いたときに、「当たり」という字に、順に斜めの線を引きましょう。

当たり　　当たり　　当たり　　当たり　　当たり　　当たり　　当たり

当たり　　当たり　　当たり　　当たり　　当たり　　当たり　　当たり

当たり　　当たり　　当たり　　当たり　　当たり　　当たり　　当たり

月曜日の練習35　ビンゴ

下にビンゴカードがあります。番号を聞いて、同じものがあれば、数字を○で囲みましょう。縦、横、斜めのいずれか5つに○が並んだら「ビンゴ」と言いましょう。

ビンゴカード

1	20	43	62	81
7	22	47	67	93
9	27	50	71	88
12	34	52	72	96
18	39	56	78	99

練習の自己採点

月曜日の練習は100点満点で何点くらいになりますか？　予想して書きましょう。

そのほか感じたことも書きましょう。

火曜日の練習　　準備するもの：鉛筆またはペン、消しゴム、タイマー

火曜日の練習24　　2文字の言葉

これから番号と言葉を聞きます。　仮名で2文字になる言葉が聞こえたら、その番号に○をしましょう。

```
 1   2   3   4   5   6   7   8   9  10
11  12  13  14  15  16  17  18  19  20
21  22  23  24  25  26  27  28  29  30
31  32  33  34  35  36  37  38  39  40
41  42  43  44  45  46  47  48  49  50
```

火曜日の練習25　3文字の言葉

これから番号と言葉を聞きます。　仮名で3文字になる言葉が聞こえたら、その番号に○をしましょう。

1　2　3　4　5　6　7　8　9　10

11　12　13　14　15　16　17　18　19　20

21　22　23　24　25　26　27　28　29　30

31　32　33　34　35　36　37　38　39　40

41　42　43　44　45　46　47　48　49　50

火曜日の練習26　4文字の言葉

これから番号と言葉を聞きます。　仮名で4文字になる言葉が聞こえたら、その番号に○をしましょう。

1　2　3　4　5　6　7　8　9　10

11　12　13　14　15　16　17　18　19　20

21　22　23　24　25　26　27　28　29　30

31　32　33　34　35　36　37　38　39　40

41　42　43　44　45　46　47　48　49　50

火曜日の練習27　1漢字の言葉

これから番号と言葉を聞きます。漢字で1文字になる言葉が聞こえたら、その番号に○をしましょう。

```
 1    2    3    4    5    6    7    8    9   10
11   12   13   14   15   16   17   18   19   20
21   22   23   24   25   26   27   28   29   30
```

火曜日の練習28　2漢字の言葉

これから番号と言葉を聞きます。　漢字で2文字になる言葉が聞こえたら、その番号に○をしましょう。

1　2　3　4　5　6　7　8　9　10

11　12　13　14　15　16　17　18　19　20

21　22　23　24　25　26　27　28　29　30

火曜日の練習29　数字の書き取り

これからいろいろな数字を聞きます。　そのなかで、7という数字の次の数字を下の数字のあとに、順に書きましょう。

1	2	3	4	5	6	7	8	9	10
11	12	13	14	15	16	17	18	19	20
21	22	23	24	25	26	27	28	29	30
31	32	33	34	35	36	37	38	39	40
41	42	43	44	45	46	47	48	49	50
51	52	53	54	55	56	57	58	59	60
61	62	63	64	65	66	67	68	69	70
71	72	73	74	75	76	77	78	79	80
81	82	83	84	85	86	87	88	89	90
91	92	93	94	95	96	97	98	99	100
101	102	103	104	105	106	107	108	109	110
111	112	113	114	115	116	117	118	119	120

火曜日の練習30　電話の用件

あなたに次のような電話がかかってきました。　誰からどんな用件でかかってきたか下に書きとめましょう。　家族がわかりやすいような表現にしましょう。　書きとめたあとに、その話を聞いた時間と日付けを加えましょう。

火曜日の練習31　書き取り　I

有名なイソップの話を簡単にした物語を聞きます。　それを全部書き取りましょう。

火曜日の練習32　書き取り　Ⅱ

これからいろいろな言葉を聞きます。　聞いたものを順に書き取りましょう。　漢字に直すのは後でも構いません。

火曜日の練習33　発着時刻

これから特急列車の発着時刻を聞きます。駅名の横に時刻を書き取りましょう。

西鹿児島方面
門司港　もじこう　　　　　　　門司　もじ
小倉　こくら　　　　　　　　　黒崎　くろさき
折尾　おりお　　　　　　　　　赤間　あかま
博多　はかた　　　　　　　　　二日市　ふつかいち　通過
鳥栖　とす　　　　　　　　　　久留米　くるめ
羽犬塚　はいぬづか　通過　　　瀬高　せたか　通過
大牟田　おおむた　　　　　　　玉名　たまな　通過
上熊本　かみくまもと　通過　　熊本　くまもと
八代　やつしろ　　　　　　　　日奈久　ひなぐ　通過
佐敷　さしき　　　　　　　　　水俣　みなまた
出水　いずみ　　　　　　　　　阿久根　あくね
川内　せんだい　　　　　　　　串木野　くしきの
伊集院　いじゅういん　　　　　西鹿児島　にしかごしま

博多方面
西鹿児島　にしかごしま　　　　伊集院　いじゅういん
串木野　くしきの　　　　　　　川内　せんだい
阿久根　あくね　　　　　　　　出水　いずみ
水俣　みなまた　　　　　　　　佐敷　さしき　通過
日奈久　ひなぐ　通過　　　　　八代　やつしろ
熊本　くまもと　　　　　　　　上熊本　かみくまもと
玉名　たまな　　　　　　　　　大牟田　おおむた
瀬高　せたか　　　　　　　　　羽犬塚　はいぬづか
久留米　くるめ　　　　　　　　鳥栖　とす
二日市　ふつかいち　　　　　　博多　はかた

火曜日の練習34　宝くじ

これから、6桁の数字を聞きます。下2桁が08のくじが当たりです。当たりくじの番号を聞いたときに、「当たり」という字に、順に斜めの線を引きましょう。

当たり　当たり　当たり　当たり　当たり　当たり　当たり

当たり　当たり　当たり　当たり　当たり　当たり　当たり

当たり　当たり　当たり　当たり　当たり　当たり　当たり

火曜日の練習35　ビンゴ

下にビンゴカードがあります。番号を聞いて、同じものがあれば、数字を○で囲みましょう。縦、横、斜めのいずれか5つに○が並んだら「ビンゴ」と言いましょう。

ビンゴカード

3	21	40	61	82
5	28	44	65	84
6	32	49	68	89
11	35	55	70	90
19	38	59	75	97

練習の自己採点

火曜日の練習は100点満点で何点くらいになりますか？　予想して書きましょう。

そのほか感じたことも書きましょう。

水

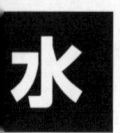

水曜日の練習　準備するもの：鉛筆またはペン、消しゴム、タイマー

水曜日の練習24　2文字の言葉

これから番号と言葉を聞きます。　仮名で2文字になる言葉が聞こえたら、その番号に○をしましょう。

```
 1   2   3   4   5   6   7   8   9  10
11  12  13  14  15  16  17  18  19  20
21  22  23  24  25  26  27  28  29  30
31  32  33  34  35  36  37  38  39  40
41  42  43  44  45  46  47  48  49  50
```

水曜日の練習25　3文字の言葉

これから番号と言葉を聞きます。　仮名で3文字になる言葉が聞こえたら、その番号に○をしましょう。

1　2　3　4　5　6　7　8　9　10

11　12　13　14　15　16　17　18　19　20

21　22　23　24　25　26　27　28　29　30

31　32　33　34　35　36　37　38　39　40

41　42　43　44　45　46　47　48　49　50

水曜日の練習26　4文字の言葉

これから番号と言葉を聞きます。　仮名で4文字になる言葉が聞こえたら、その番号に○をしましょう。

1　2　3　4　5　6　7　8　9　10

11　12　13　14　15　16　17　18　19　20

21　22　23　24　25　26　27　28　29　30

31　32　33　34　35　36　37　38　39　40

41　42　43　44　45　46　47　48　49　50

水曜日の練習27　　1漢字の言葉

これから番号と言葉を聞きます。漢字で1文字になる言葉が聞こえたら、その番号に○をしましょう。

1　2　3　4　5　6　7　8　9　10

11　12　13　14　15　16　17　18　19　20

21　22　23　24　25　26　27　28　29　30

水曜日の練習28　2漢字の言葉

これから番号と言葉を聞きます。　漢字で2文字になる言葉が聞こえたら、その番号に○をしましょう。

1　2　3　4　5　6　7　8　9　10

11　12　13　14　15　16　17　18　19　20

21　22　23　24　25　26　27　28　29　30

水曜日の練習29　数字の書き取り

これからいろいろな数字を聞きます。　そのなかで、9という数字の次の数字を下の数字のあとに、順に書きましょう。

1	2	3	4	5	6	7	8	9	10
11	12	13	14	15	16	17	18	19	20
21	22	23	24	25	26	27	28	29	30
31	32	33	34	35	36	37	38	39	40
41	42	43	44	45	46	47	48	49	50
51	52	53	54	55	56	57	58	59	60
61	62	63	64	65	66	67	68	69	70
71	72	73	74	75	76	77	78	79	80
81	82	83	84	85	86	87	88	89	90
91	92	93	94	95	96	97	98	99	100
101	102	103	104	105	106	107	108	109	110
111	112	113	114	115	116	117	118	119	120

水曜日の練習30　電話の用件

あなたに次のような電話がかかってきました。　誰からどんな用件でかかってきたか下に書きとめましょう。　家族がわかりやすいような表現にしましょう。　書きとめたあとに、その話を聞いた時間と日付けを加えましょう。

水曜日の練習31　書き取り　I

有名なイソップの話を簡単にした物語を聞きます。　それを全部書き取りましょう。

水曜日の練習32　書き取り　Ⅱ

これからいろいろな言葉を聞きます。　聞いたものを順に書き取りましょう。　漢字に直すのは後でも構いません。

水曜日の練習33　発着時刻

これから特急列車の発着時刻を聞きます。駅名の横に時刻を書き取りましょう。

稚内方面
札幌発　さっぽろ　　　　　　　江別発　えべつ
岩見沢発　いわみざわ　　　　　美唄発　びばい
砂川発　すながわ　　　　　　　滝川発　たきかわ
深川発　ふかがわ　　　　　　　旭川着　あさひかわ
旭川発　あさひかわ　　　　　　和寒発　わっさむ
士別着　しべつ　　　　　　　　士別発　しべつ
名寄着　なよろ　　　　　　　　名寄発　なよろ
美深発　びふか　　　　　　　　音威子府着　おといねっぷ
音威子府発　おといねっぷ　　　天塩中川発　てしおなかがわ
幌延着　ほろのべ　　　　　　　幌延発　ほろのべ
豊富発　とよとみ　　　　　　　南稚内発　みなみわっかない
稚内着　わっかない

札幌方面
稚内発　わっかない　　　　　　南稚内発　みなみわっかない
豊富発　とよとみ　　　　　　　幌延着　ほろのべ
幌延発　ほろのべ　　　　　　　天塩中川発　てしおなかがわ
音威子府着　おといねっぷ　　　音威子府発　おといねっぷ
美深発　びふか　　　　　　　　名寄着　なよろ
名寄発　なよろ　　　　　　　　士別着　しべつ
士別発　しべつ　　　　　　　　和寒発　わっさむ
旭川着　あさひかわ　　　　　　旭川発　あさひかわ
深川発　ふかがわ　　　　　　　滝川発　たきかわ
砂川発　すながわ　　　　　　　美唄発　びばい
岩見沢発　いわみざわ　　　　　江別発　えべつ
札幌着　さっぽろ

水曜日の練習34　宝くじ

これから、6桁の数字を聞きます。下2桁が40のくじが当たりです。当たりくじの番号を聞いたときに、「当たり」という字に、順に斜めの線を引きましょう。

当たり　　当たり　　当たり　　当たり　　当たり　　当たり　　当たり

当たり　　当たり　　当たり　　当たり　　当たり　　当たり　　当たり

当たり　　当たり　　当たり　　当たり　　当たり　　当たり　　当たり

水曜日の練習35　ビンゴ

下にビンゴカードがあります。番号を聞いて、同じものがあれば、数字を○で囲みましょう。縦、横、斜めのいずれか5つに○が並んだら「ビンゴ」と言いましょう。

ビンゴカード

4	23	42	60	84
6	26	48	63	86
9	30	49	67	87
10	34	56	71	89
17	38	58	77	90

練習の自己採点

水曜日の練習は100点満点で何点くらいになりますか？　予想して書きましょう。

そのほか感じたことも書きましょう。

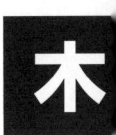

木曜日の練習　　準備するもの：鉛筆またはペン、消しゴム、タイマー

木曜日の練習24　　2文字の言葉

これから番号と言葉を聞きます。　仮名で2文字になる言葉が聞こえたら、その番号に○をしましょう。

1　2　3　4　5　6　7　8　9　10

11　12　13　14　15　16　17　18　19　20

21　22　23　24　25　26　27　28　29　30

31　32　33　34　35　36　37　38　39　40

41　42　43　44　45　46　47　48　49　50

木曜日の練習25　3文字の言葉

これから番号と言葉を聞きます。　仮名で3文字になる言葉が聞こえたら、その番号に○をしましょう。

1　2　3　4　5　6　7　8　9　10

11　12　13　14　15　16　17　18　19　20

21　22　23　24　25　26　27　28　29　30

31　32　33　34　35　36　37　38　39　40

41　42　43　44　45　46　47　48　49　50

木曜日の練習26　4文字の言葉

これから番号と言葉を聞きます。　仮名で4文字になる言葉が聞こえたら、その番号に○をしましょう。

1　2　3　4　5　6　7　8　9　10

11　12　13　14　15　16　17　18　19　20

21　22　23　24　25　26　27　28　29　30

31　32　33　34　35　36　37　38　39　40

41　42　43　44　45　46　47　48　49　50

木曜日の練習27　1漢字の言葉

これから番号と言葉を聞きます。漢字で1文字になる言葉が聞こえたら、その番号に○をしましょう。

1　2　3　4　5　6　7　8　9　10

11　12　13　14　15　16　17　18　19　20

21　22　23　24　25　26　27　28　29　30

木曜日の練習28　　2漢字の言葉

これから番号と言葉を聞きます。　漢字で2文字になる言葉が聞こえたら、その番号に○をしましょう。

1　2　3　4　5　6　7　8　9　10

11　12　13　14　15　16　17　18　19　20

21　22　23　24　25　26　27　28　29　30

木曜日の練習29　数字の書き取り

これからいろいろな数字を聞きます。　そのなかで、3という数字の次の数字を下の数字のあとに、順に書きましょう。

1	2	3	4	5	6	7	8	9	10
11	12	13	14	15	16	17	18	19	20
21	22	23	24	25	26	27	28	29	30
31	32	33	34	35	36	37	38	39	40
41	42	43	44	45	46	47	48	49	50
51	52	53	54	55	56	57	58	59	60
61	62	63	64	65	66	67	68	69	70
71	72	73	74	75	76	77	78	79	80
81	82	83	84	85	86	87	88	89	90
91	92	93	94	95	96	97	98	99	100
101	102	103	104	105	106	107	108	109	110
111	112	113	114	115	116	117	118	119	120

木曜日の練習30　電話の用件

あなたに次のような電話がかかってきました。　誰からどんな用件でかかってきたか下に書きとめましょう。　家族がわかりやすいような表現にしましょう。　書きとめたあとに、その話を聞いた時間と日付けを加えましょう。

木曜日の練習31　書き取り　I

有名なイソップの話を簡単にした物語を聞きます。　それを全部書き取りましょう。

木曜日の練習32　書き取り　Ⅱ

これからいろいろな言葉を聞きます。　聞いたものを順番に書き取りましょう。漢字に直すのは後でも構いません。

木曜日の練習33　発着時刻

これから特急列車の発着時刻を聞きます。駅名の横に時刻を書き取りましょう。

岡山方面
宇和島 うわじま　　　　　　　　卯之町 うのまち
八幡浜 やわたはま　　　　　　　伊予大洲 いよおおず
内子 うちこ　　　　　　　　　　伊予中山 いよなかやま
伊予市 いよし　　　　　　　　　市坪 いちつぼ　通過
松山 まつやま　　　　　　　　　伊予北条 いよほうじょう
今治 いまばり　　　　　　　　　壬生川 にゅうがわ
伊予西条 いよさいじょう　　　　新居浜 にいはま
伊予三島 いよみしま　　　　　　川之江 かわのえ
観音寺 かんおんじ　　　　　　　高瀬 たかせ　通過
詫間 たくま　通過　　　　　　　多度津 たどつ
丸亀 まるがめ　　　　　　　　　宇多津 うたづ
児島 こじま　　　　　　　　　　岡山 おかやま

宇和島方面
岡山 おかやま　　　　　　　　　児島 こじま
宇多津 うたづ　　　　　　　　　丸亀 まるがめ
多度津 たどつ　　　　　　　　　詫間 たくま　通過
高瀬 たかせ　通過　　　　　　　観音寺 かんおんじ
川之江 かわのえ　　　　　　　　伊予三島 いよみしま
新居浜 にいはま　　　　　　　　伊予西条 いよさいじょう
壬生川 にゅうがわ　　　　　　　今治 いまばり
伊予北条 いよほうじょう　　　　松山 まつやま
市坪 いちつぼ　　　　　　　　　伊予市 いよし
伊予中山 いよなかやま　通過　　内子 うちこ
伊予大洲 いよおおず　　　　　　八幡浜 やわたはま
卯之町 うのまち　　　　　　　　宇和島 うわじま

木曜日の練習34　宝くじ

これから、6桁の数字を聞きます。下2桁が27のくじが当たりです。当たりくじの番号を聞いたときに、「当たり」という字に、順に斜めの線を引きましょう。

当たり　当たり　当たり　当たり　当たり　当たり　当たり

当たり　当たり　当たり　当たり　当たり　当たり　当たり

当たり　当たり　当たり　当たり　当たり　当たり　当たり

木曜日の練習35　ビンゴ

下にビンゴカードがあります。番号を聞いて、同じものがあれば、数字を○で囲みましょう。縦、横、斜めのいずれか5つに○が並んだら「ビンゴ」と言いましょう。

ビンゴカード

2	24	41	64	83
9	25	45	66	85
10	29	47	72	92
14	33	50	73	94
15	35	55	79	95

練習の自己採点

木曜日の練習は100点満点で何点くらいになりますか？　予想して書きましょう。

そのほか感じたことも書きましょう。

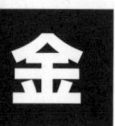

金曜日の練習　準備するもの：鉛筆またはペン、消しゴム、タイマー

金曜日の練習24　2文字の言葉

これから番号と言葉を聞きます。　仮名で2文字になる言葉が聞こえたら、その番号に○をしましょう。

1　2　3　4　5　6　7　8　9　10

11　12　13　14　15　16　17　18　19　20

21　22　23　24　25　26　27　28　29　30

31　32　33　34　35　36　37　38　39　40

41　42　43　44　45　46　47　48　49　50

金曜日の練習25　3文字の言葉

これから番号と言葉を聞きます。　仮名で3文字になる言葉が聞こえたら、その番号に○をしましょう。

1　2　3　4　5　6　7　8　9　10

11　12　13　14　15　16　17　18　19　20

21　22　23　24　25　26　27　28　29　30

31　32　33　34　35　36　37　38　39　40

41　42　43　44　45　46　47　48　49　50

金曜日の練習26　4文字の言葉

これから番号と言葉を聞きます。　仮名で4文字になる言葉が聞こえたら、その番号に○をしましょう。

1　2　3　4　5　6　7　8　9　10

11　12　13　14　15　16　17　18　19　20

21　22　23　24　25　26　27　28　29　30

31　32　33　34　35　36　37　38　39　40

41　42　43　44　45　46　47　48　49　50

金曜日の練習27　　1漢字の言葉

これから番号と言葉を聞きます。漢字で1文字になる言葉が聞こえたら、その番号に〇をしましょう。

1　2　3　4　5　6　7　8　9　10

11　12　13　14　15　16　17　18　19　20

21　22　23　24　25　26　27　28　29　30

金曜日の練習28　2漢字の言葉

これから番号と言葉を聞きます。　漢字で2文字になる言葉が聞こえたら、その番号に○をしましょう。

　　1　2　3　4　5　6　7　8　9　10

11　12　13　14　15　16　17　18　19　20

21　22　23　24　25　26　27　28　29　30

金曜日の練習29　数字の書き取り

これからいろいろな数字を聞きます。　そのなかで、6という数字の次の数字を下の数字のあとに、順に書きましょう。

1	2	3	4	5	6	7	8	9	10
11	12	13	14	15	16	17	18	19	20
21	22	23	24	25	26	27	28	29	30
31	32	33	34	35	36	37	38	39	40
41	42	43	44	45	46	47	48	49	50
51	52	53	54	55	56	57	58	59	60
61	62	63	64	65	66	67	68	69	70
71	72	73	74	75	76	77	78	79	80
81	82	83	84	85	86	87	88	89	90
91	92	93	94	95	96	97	98	99	100
101	102	103	104	105	106	107	108	109	110
111	112	113	114	115	116	117	118	119	120

金曜日の練習30　電話の用件

あなたに次のような電話がかかってきました。誰からどんな用件でかかってきたか下に書きとめましょう。家族がわかりやすいような表現にしましょう。書きとめたあとに、その話を聞いた時間と日付けを加えましょう。

金曜日の練習31　書き取り　I

有名なイソップの話を簡単にした物語を聞きます。　それを全部書き取りましょう。

金曜日の練習32　書き取り　Ⅱ

これからいろいろな言葉を聞きます。　聞いたものを順に書き取りましょう。　漢字に直すのは後でも構いません。

金曜日の練習33　発着時刻

これから特急列車の発着時刻を聞きます。駅名の横に時刻を書き取りましょう。

松本方面
千葉　ちば　　　　　　　　　船橋　ふなばし
錦糸町　きんしちょう　　　　秋葉原　あきはばら
東京　とうきょう　通過　　　新宿　しんじゅく
三鷹　みたか　通過　　　　　立川　たちかわ
八王子　はちおうじ　　　　　大月　おおつき
塩山　えんざん　　　　　　　山梨市　やまなしし
石和温泉　いさわおんせん　　甲府　こうふ
韮崎　にらさき　　　　　　　長坂　ながさか　通過
小淵沢　こぶちざわ　　　　　富士見　ふじみ
茅野　ちの　　　　　　　　　上諏訪　かみすわ
下諏訪　しもすわ　　　　　　岡谷　おかや
塩尻　しおじり　　　　　　　松本　まつもと

新宿方面
白馬　はくば　　　　　　　　神城　かみしろ
簗場　やなば　　　　　　　　信濃大町　しなのおおまち
信濃松川　しなのまつかわ　　穂高　ほたか
豊科　とよしな　　　　　　　松本　まつもと
塩尻　しおじり　　　　　　　岡谷　おかや
下諏訪　しもすわ　通過　　　上諏訪　かみすわ
茅野　ちの　　　　　　　　　富士見　ふじみ　通過
小淵沢　こぶちざわ　通過　　長坂　ながさか　通過
韮崎　にらさき　通過　　　　甲府　こうふ
石和温泉　いさわおんせん　通過　山梨市　やまなしし　通過
塩山　えんざん　通過　　　　大月　おおつき　通過
八王子　はちおうじ　　　　　立川　たちかわ
三鷹　みたか　通過　　　　　新宿　しんじゅく

金曜日の練習34　宝くじ

これから、6桁の数字を聞きます。下2桁が68のくじが当たりです。当たりくじの番号を聞いたときに、「当たり」という字に、順に斜めの線を引きましょう。

当たり　当たり　当たり　当たり　当たり　当たり　当たり

当たり　当たり　当たり　当たり　当たり　当たり　当たり

当たり　当たり　当たり　当たり　当たり　当たり　当たり

金曜日の練習35　ビンゴ

下にビンゴカードがあります。番号を聞いて、同じものがあれば、数字を○で囲みましょう。縦、横、斜めのいずれか5つに○が並んだら「ビンゴ」と言いましょう。

ビンゴカード

0	22	44	63	80
8	27	46	69	82
11	28	48	70	91
13	30	51	74	93
16	37	57	76	98

練習の自己採点

金曜日の練習は100点満点で何点くらいになりますか？　予想して書きましょう。

そのほか感じたことも書きましょう。

FM練習帳

脳損傷のリハビリテーションのための方法
TBIリハビリテーション研究所　藤井正子　藤田久美子

聞く注意力の練習帳　Ⅳ
注意材料を読む方のために

氏　名　_____

実施日　_____　年　　　月　　　日　から

　　　　_____　年　　　月　　　日　まで

内　容

第4週

覚え書き

練習36　5文字の言葉

練習37　6文字の言葉

練習38　3漢字の言葉

練習39　数字の選択

練習40　数字の書き取り

練習41　言葉の選択　　Ⅰ

練習42　言葉の選択　　Ⅱ

練習43　言葉を選択して書き取り

練習44　電話番号の選択

練習45　電話の用件

練習46　文章の書き取り

練習の自己採点

覚え書き

- 練習は最も集中できるときを選んでやるようにしましょう。
- 集中力がなくなったらやめてもよいですが、あとでまた開始しましょう。
- 練習終了後、100点満点でどのくらいできたか書いてもらいましょう。
- 練習はすべて5分で終わるようにしましょう。
- 最初の練習帳は対面で一緒にやることも必要ですが、同じ練習帳を2冊、3冊やる場合は、最初の練習のときに指示をテープにとって、次からはそれを使って練習者のみでやることも一つの案です。
- 各練習の右下にある（　　個）は練習者の解答数です。練習中に記入できる時は記入してしまいましょう。
- 練習40には、できたらテレビなどの雑音を入れてみましょう。

月

これから練習が始まります。聞く注意力をつけるための訓練です。

月曜日の練習　　準備するもの：鉛筆またはペン、国語の辞書、タイマー

月曜日の練習36　　5文字の言葉

これから番号と言葉を言います。仮名で5文字になる言葉が聞こえたら、あなたの練習帳の番号に○をしましょう。

1 竹とんぼ
2 猿
3 星
4 口紅
5 ダイヤモンド
6 若者
7 こいのぼり
8 林
9 邪馬台国
10 梅仁丹
11 はさみ
12 薬指
13 宝島
14 同窓会
15 アルカリ
16 ほくろ
17 熱
18 郵便
19 ひまわり
20 高校生
21 くだもの
22 ゴルフクラブ
23 温泉
24 アマゾン川
25 神無月

26 予定
27 気温
28 玄米
29 国際化
30 会員権
31 からす
32 腕相撲
33 扁桃腺
34 月
35 きのう
36 相撲
37 公園
38 鉄
39 港
40 パチンコ
41 バドミントン
42 名古屋
43 蔵屋敷
44 鳥
45 渡し舟
46 歌
47 犬
48 耳
49 あした
50 金閣寺

（　　　個）

月曜日の練習37　6文字の言葉

これから番号と言葉を言います。仮名で6文字になる言葉が聞こえたら、あなたの練習帳の番号に○をしましょう。

1 こばんざめ
2 口
3 秋
4 野沢菜
5 経済学
6 てんぷら
7 くるまえび
8 空
9 ワンタンメン
10 新年会
11 文化
12 尋ね人
13 ひな祭り
14 鹿児島県
15 空港
16 ゴルフ
17 冬
18 小麦粉
19 アフリカ
20 アルゼンチン
21 からすみ
22 観光バス
23 動物
24 体温計
25 千里眼

26 景色
27 指輪
28 床の間
29 畳替え
30 ポインセチア
31 英語
32 ガスコンロ
33 日本舞踊
34 白
35 時計
36 ピアノ
37 監督
38 夏
39 映画
40 法律
41 棒高跳び
42 くすり
43 プリンセス
44 春
45 黒砂糖
46 黒
47 兄
48 姉
49 めがね
50 大理石

(　　　個)

月曜日の練習38　3漢字の言葉

これから番号と言葉を言います。　漢字で3文字になる言葉が聞こえたら、あなたの練習帳の番号に○をしましょう。

1 落語家
2 夜
3 横浜
4 物語
5 村
6 道
7 平和
8 昼
9 百貨店
10 人
11 母親
12 発表
13 電車
14 太陽系
15 運転手
16 馬
17 好奇心
18 松竹梅
19 朝
20 銀婚式
21 神戸
22 命
23 乾燥機
24 大道芸
25 島
26 海
27 兄弟
28 市場
29 芸能界
30 確認

（　　　個）

月曜日の練習39　数字の選択

これからいろいろな数字を言います。　そのなかで、8という数字を聞いたときに、あなたの練習帳の8という数字に順に斜めの線を引きましょう。

```
1 7 2 6 6 7 6 7 3 9 0 8 4 0 8 3 2 4 1 9 2 8 5 7 8 4 9 7 3 4 0
8 1 8 7 5 8 2 5 6 7 3 7 8 7 0 7 4 8 6 7 8 2 8 7 2 7 3 5 9 7 1
0 7 9 1 7 1 7 2 6 6 7 5 6 7 3 9 0 8 4 0 8 3 2 4 1 9 2 8 5 7
8 4 9 8 3 4 0 7 1 8 7 5 8 2 5 6 8 3 7 8 7 0 7 4 8 6 7 2 3 5
9 8 1 0 7 9 1 7 1 8 2 6 6 7 5 8 6 7 3 9 0 7 4 0 7 3 2 7 8 5 8
7 7 9 4 1 9 2 7 5 7 8 4 9 7 3 4 0 7 1 8 7 5 8 2 5 6 7 3 7 8 7
0 8 4 8 6 7 2 7 2 3 5 9 7 1 0 7 9 1 7 1 8 2 6 6 7 5 8 6 7 3 9 0
8 4 0 7 3 2 4 1 9 2 8 5 7 8 4 9 7 3 4 0 8 1 8 7 5 7 2 5 6 8 3
7 8 7 0 8 4 7 6 7 2 8 3 5 9 7 1 0 8 9 1 8 1 5 8 9 4 6 7 3 7 6
3 7 2 1 4 1 0 8 9 1 7 1 8 2 7 6 6 8 5 7 6 7 3 9 0 7 4 0 7 3 2
4 1 9 2 8 5 7 7 8 9 1 8 1 8 2 6 6 7 5 7 6 7 3 9 0 8 4 0 7 3 2
7 8 5 8 7 8 9 4 1 9 2 8 5 7 6 7 9 8 3 4 0 7 1 8 7 5 8 2 5 6 8
3 7 8 7 0 8 4 7 6 7 2 8 3 5 9 7 1 0 8 9 1 8 1 8 2 6 7 1 7 2 6
6 7 6 7 3 9 0 8 4 0 8 3 2 4 1 9 2 8 5 7 8 4 9 7 3 4 0 8 1 8 7
5 8 2 5 6 7 3 7 8 7 0 7 4 8 6 7 8 2 8 7 2 3 5 9 7 1 0 7 9 1
7 1 7 2 6 6 7 5 6 7 3 9 0 8 4 0 8 3 2 4 1 9 2 8 5 7 8 4 9 8
3 4 0 7 1 8 7 5 8 2 5 6 8 3 8 7 0 7 4 8 6 7 2 7 3 5 9 8 1 0 7
9 1 7 1 8 2 6 6 7 5 8 6 7 3 9 0 7 4 0 3 2 7 8 5 8 7 7 9 4 1 9
2 7 5 7 8 4 9 7 3 4 0 7 1 8 7 5 8 2 5 6 7 3 8 7 0 2 4 8 6 2 7
3 5 9 7 1 0
```

（　　　　個）

月曜日の練習40　数字の書き取り

これからいろいろな数を言います。その数字を、順に書き取りましょう。そのなかで、8の数字を聞いたとき、その前の数字を、順に書き取りましょう。途中で声が聴こえてくるかもしれませんが、それは無視して下さい。

1 2 6 6 2 5 8 6 7 3 9 0 8 4 0 2 3 2 4 1 9 2 7 8 5 7 4 9 2 3 4
0 7 8 1 8 7 5 8 2 5 6 2 3 4 1 8 7 0 2 4 8 6 2 8 7 2 7 8 3 5
9 8 1 0 2 9 1 3 1 2 2 6 6 7 5 8 6 7 3 9 0 8 4 0 2 3 2 4 1 9
2 5 7 2 4 9 7 3 4 0 2 1 8 7 5 8 2 5 6 2 3 8 1 8 7 0 8 4 8 6 7
2 2 3 5 9 7 1 0 8 9 1 3 1 8 2 6 6 7 5 8 6 7 3 9 0 1 4 0 2 3 2
7 8 5 8 7 8 9 4 8 1 9 2 1 5 7 7 4 9 8 3 4 0 2 1 8 7 5 8 2 5 6
2 3 8 3 7 7 0 2 4 8 6 7 2 3 5 9 6 1 0 4 9 1 3 1 7 2 6 6 2 5 1
6 7 3 9 0 8 4 0 2 3 2 4 1 9 2 2 5 7 8 4 9 8 3 4 0 3 1 8 7 1 8
2 5 6 2 3 7 2 8 7 0 7 4 8 6 7 2 8 3 5 9 5 1 0 8 9 1 8 1 5 8 9
4 6 1 3 2 6 3 2 2 1 4 1 0 2 9 1 7 1 8 2 7 6 6 5 9 6 7 3 9 0 4
4 0 8 3 2 4 1 9 2 8 5 7 7 6 6 2 5 5 6 7 3 9 0 8 4 0 2 3 2 4 1
9 2 2 5 7 8 4 9 9 3 4 0 8 1 8 7 5 1 2 5 6 2 3 7 2 7 7 0 1 4 8
6 7 2 7 3 5 9 8 1 0 8 9 1 1 1 5 1 9 4 6 8 3 2 4 2 9 1 8 2 6 6
2 8 5 1 6 7 3 9 0 1 4 0 2 3 2 4 1 9 2 7 5 7 8 4 9 2 3 4 0 7 1
3 7 5 8 2 5 6 2 3 8 1 7 0 2 4 8 6 7 2 4 7 2 7 3 5 9 8 1 0 2 9
1 6 1 2 2 6 6 7 5 1 6 7 3 9 0 1 4 0 2 3 2 4 1 9 2 8 5 7 2 4 9
8 3 4 0 2 1 8 7 5 7 2 5 6 2 3 4 1 8 7 0 3 4 8 6 7 2 7 3 5 9 8
1 0 3 9 1 7 1 8 2 6 6 7 5 4 6 7 3 9 0 7 8 0 2 3 2 7 8 5 1 7 8
9 4 8 1 9 2 3 5 7 8 4 9 8 3 4 0 2 1 8 7 5 4 2 5 6 2 3 9 3 8 7
0 2 4 8 6 7

（　　　　　個）

月曜日の練習41　　言葉の選択　　　Ⅰ

これからいろいろな言葉を言います。　そのなかで、「かん」という音を持つ言葉を聞いたとき、その言葉の番号に丸をしましょう。

1　現実感覚
2　金髪美人
3　探検隊
4　官僚制度
5　肝心要
6　醍醐味
7　新発売
8　関心事
9　漢字仮名
10　紫陽花
11　原稿用紙
12　自然鑑賞
13　高温高湿
14　冠婚葬祭
15　林間学校
16　単純明快
17　掃除用具
18　戦艦大和
19　休館日
20　管理社会
21　紫外線
22　気管切開
23　災害基金
24　関東平野
25　健康管理
26　自由時間
27　市長選挙
28　管理社会
29　外相会談
30　短時間

（　　　個）

月曜日の練習42　　言葉の選択　　　Ⅱ

これからいろいろな言葉を言います。　そのなかで、本棚に机という言葉が続いたとき、本棚と机という字に順に斜めの線を引きましょう。

食卓　筆笥　パソコン　ベッド　机　パソコン　本棚　机　本箱　カーテン
ジュウタン　布団　畳　本棚　机　テーブル　本箱　筆笥　床の間　障子　襖
本棚　机　ジュウタン　鏡台　叩き　洗濯機　クーラー　本棚　カーテン　襖
障子　筆笥　下駄箱　花瓶　畳　本棚　机　ジュウタン　机　椅子　ベッド
パソコン　本棚　机　食卓　食器棚　椅子　風鈴　テーブル　机　電話機　障子
机　筆笥　本棚　クーラー　鏡台　はたき　本棚　机　鏡台　筆笥　パソコン
床の間　掛け軸　机　ほうき　花瓶　本棚　下駄箱　畳　ジュウタン　筆笥　風鈴
扇風機　時計　洗濯機　ミシン　ラジオ　襖　畳　本棚　机　障子　ジュウタン
本棚　机　ほうき　掛け軸　襖　筆笥　花瓶　畳　机　ベッド　ラジオ　襖　畳
本棚　机　障子　ジュウタン　本棚　机　ほうき　掛け軸　はたき　畳

　　　　　　　　　　　　　　　　　　　　　　　　　　（　　　　個）

月曜日の練習43　言葉を選択して書き取り

これからいろいろな動物の名前を言います。　そのなかで、4本足の動物の名前を聞いたときに、その名前を順に書き取りましょう。

鹿　猪　兎　ごりら　鶴　虎　鷺　ろば　ポニー　パンダ　ライオン　猿
カンガルー　熊　あしか　象　となかい　チンパンジー　くも猿　おおわし
ワラビー　白鳥　ラクダ　兎　日本猿　山猫　犬　きりん　犀　あしか　狼
ふくろう　熊　鹿　猪　兎　ごりら　鶴　白熊　あひる　山羊　羊　鷺　ろば
くじら　モルモット　かば　オットセイ　コアラ　猿　こうもり　りす　鹿
だちょう　ぺんぎん　フラミンゴ　猿　山羊　たぬき　きつね　ラクダ　きりん
鷺　ろば　ポニー　パンダ　はと　ライオン　犀　猿　あしか　狼　ふくろう　猿
コンドル　きじ　いんこ　りす　犬　きりん　すずめ　からす　りす　こまどり
ほろほろちょう　にわとり　マウス　らいちょう　あかげら　ラット

（　　　個）

月曜日の練習44　電話番号の選択

これから04地区の電話番号を20言います。　そのなかで、0が2つ以上ある番号を書きましょう。

 1 04-7153-9210
 2 04-7155-2603
 3 04-7173-0590
 4 04-7140-6681
 5 04-7366-9081
 6 04-7343-8077
 7 04-7368-4060
 8 04-7343-4060
 9 04-2481-3650
10 04-2492-1633
11 04-2461-3392
12 04-2460-6121
13 04-9921-6080
14 04-9922-2350
15 04-9991-3390
16 04-9968-6081
17 04-2678-3060
18 04-2650-7755
19 04-2621-1120
20 04-2630-5560

（　　　個）

月曜日の練習45　電話の用件

あなたに次のような電話がかかってきました。誰からどんな用件でかかってきたか書きとめましょう。家族がわかりやすいような表現にして下さい。書きとめたあとに、その話を聞いた時間と日付けを加えましょう。

もしもし高橋さんですか？　駅前のAB電化センターです。昨日御注文頂いたパソコンとプリンターですが、パソコンは在庫がないので、1週間位お待ちいただくことになりますがご了解下さい。なおプリンターは本日お持ちいたします。

月曜日の練習46　文章の書き取り

これから都市の話をします。　それを聞いて書き取りましょう。

1　ロンドンはたくさんの博物館があるので有名です。　無料である博物館も中に運営費の寄付を求める箱がおいてあり、公の補助金が十分でない事を示しているようです。　このような常設博物館のほかに、音楽ホール、オペラ座などで欧米の有名な音楽やオペラが鑑賞できることも魅力の1つです。つまりロンドンには見ることばかりでなく聞く楽しみもたくさんあります。

2　京都は桓武天皇時代以後1000年続いた西の都で、300年続いた徳川幕府が終わるとともに、東京が東の都となった。　北の山から流れ落ちる加茂川、桂川は京の風情を引き立たせている。

練習の自己採点

今日の練習は100点満点で何点くらいになるか予想して採点してもらいましょう。

そのほか感じたことも書いてもらいましょう。

火

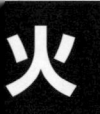

火曜日の練習　準備するもの：鉛筆またはペン、国語の辞書、タイマー

火曜日の練習36　5文字の言葉

これから番号と言葉を言います。仮名で5文字になる言葉が聞こえたら、あなたの練習帳の番号に○をしましょう。

1 こばんざめ
2 口
3 秋
4 野沢菜
5 経済学
6 てんぷら
7 くるまえび
8 空
9 ワンタンメン
10 新年会
11 文化
12 尋ね人
13 ひな祭り
14 鹿児島県
15 空港
16 ゴルフ
17 冬
18 小麦粉
19 アフリカ
20 アルゼンチン
21 からすみ
22 観光バス
23 動物
24 体温計
25 千里眼

26 景色
27 指輪
28 床の間
29 畳替え
30 ポインセチア
31 英語
32 ガスコンロ
33 日本舞踊
34 白
35 時計
36 ピアノ
37 監督
38 夏
39 映画
40 法律
41 棒高跳び
42 くすり
43 プリンセス
44 春
45 黒砂糖
46 黒
47 兄
48 姉
49 めがね
50 大理石

（　　　　個）

火曜日の練習37　6文字の言葉

これから番号と言葉を言います。仮名で6文字になる言葉が聞こえたら、あなたの練習帳の番号に○をしましょう。

1 水平線
2 上
3 雪
4 夢
5 水泳
6 左
7 とんぼ
8 こんぺいとう
9 夏休み
10 洗濯
11 太平洋
12 飛行機
13 坂道
14 ほこり
15 雨
16 カブトムシ
17 山
18 物語
19 応援団
20 だるま
21 大相撲
22 真実
23 桜
24 花
25 芸能界
26 種子島
27 川
28 太陽系
29 冷蔵庫
30 好奇心
31 椿姫
32 音楽
33 太陽
34 バナナ
35 父親
36 左
37 ハイビスカス
38 エプロン
39 右
40 花火
41 米俵
42 下
43 帆立貝
44 煙
45 展望台
46 ほうれん草
47 ふくろう
48 りんご
49 たんす
50 銀婚式

(　　　個)

火曜日の練習38　3漢字の言葉

これから番号と言葉を言います。漢字で3文字になる言葉が聞こえたら、あなたの練習帳の番号に○をしましょう。

1 洗面所
2 鉄
3 納豆
4 計画
5 歌
6 犬
7 情報
8 星
9 鼓笛隊
10 耳
11 経済
12 印刷
13 新聞
14 応援団
15 紫外線
16 熱
17 水平線
18 遺伝子
19 鳥
20 望遠鏡
21 野球
22 林
23 消防署
24 調味料
25 猿
26 月
27 商売
28 産業
29 歌舞伎
30 映画

（　　　個）

火曜日の練習39　数字の選択

これからいろいろな数字を言います。　そのなかで、7という数字を聞いたときに、あなたの練習帳の7という数字に順に斜めの線を引きましょう。

```
1 7 2 6 6 7 6 7 3 9 0 8 4 0 8 3 2 4 1 9 2 8 5 7 8 4 9 7 3 4 0
8 1 8 7 5 8 2 5 6 7 3 7 8 7 0 7 4 8 6 7 8 2 8 7 2 7 3 5 9 7 1
0 7 9 1 7 1 7 2 6 6 7 5 6 7 3 9 0 8 4 0 8 3 2 4 1 9 2 8 5 7
8 4 9 8 3 4 0 7 1 8 7 5 8 2 5 6 8 3 7 8 7 0 7 4 8 6 7 2 7 3 5
9 8 1 0 7 9 1 7 1 8 2 6 6 7 5 8 6 7 3 9 0 7 4 0 7 3 2 7 8 5 8
7 7 9 4 1 9 2 7 5 7 8 4 9 7 3 4 0 7 1 8 7 5 8 2 5 6 7 3 7 8 7
0 8 4 8 6 7 2 7 3 5 9 7 1 0 7 9 1 7 1 8 2 6 6 7 5 8 6 7 3 9 0
8 4 0 7 3 2 4 1 9 2 8 5 7 8 4 9 7 3 4 0 8 1 8 7 5 7 2 5 6 8 3
7 8 7 0 8 4 7 6 7 2 8 3 5 9 7 1 0 8 9 1 8 1 5 8 9 4 6 7 3 7 6
3 7 2 1 4 1 0 8 9 1 7 1 8 2 7 6 6 8 5 7 6 7 3 9 0 7 4 0 7 3 2
4 1 9 2 8 5 7 7 8 9 1 8 1 8 2 6 6 7 5 7 6 7 3 9 0 8 4 0 7 3 2
7 8 5 8 7 8 9 4 1 9 2 8 5 7 6 7 9 8 3 4 0 7 1 8 7 5 8 2 5 6 8
3 7 8 7 0 8 4 7 6 7 2 8 3 5 9 7 1 0 8 9 1 8 1 8 2 6 7 1 7 2 6
6 7 6 7 3 9 0 8 4 0 8 3 2 4 1 9 2 8 5 7 8 4 9 7 3 4 0 8 1 8 7
5 8 2 5 6 7 3 7 8 7 0 7 4 8 6 7 8 2 8 7 2 7 3 5 9 7 1 0 7 9 1
7 1 7 2 6 6 7 5 7 6 7 3 9 0 8 4 0 8 3 2 4 1 9 2 8 5 7 8 4 9 8
3 4 0 7 1 8 7 5 8 2 5 6 8 3 8 7 0 7 4 8 6 7 2 7 3 5 9 8 1 0 7
9 1 7 1 8 2 6 6 7 5 8 6 7 3 9 0 7 4 0 3 2 7 8 5 8 7 7 9 4 1 9
2 7 5 7 8 4 9 7 3 4 0 7 1 8 7 5 8 2 5 6 7 3 8 7 0 8 4 8 6 2 7
3 5 9 7 1 0
```

（　　　個）

火曜日の練習40　数字の書き取り

これからいろいろな数を言います。　そのなかで、7の数字を聞いたとき、その前の数字を、順に書き取りましょう。　途中で声が聴こえてくるかもしれませんが、それは無視して下さい。

1 7 2 6 6 7 6 7 3 9 0 8 4 0 8 3 2 4 1 9 2 8 5 7 8 4 9 7 3 4 0
8 1 8 7 5 8 2 5 6 7 3 7 8 7 0 7 4 8 6 7 8 2 8 7 2 7 3 5 9 7 1
0 7 9 1 7 1 2 6 6 7 5 6 7 3 9 0 8 4 0 8 3 2 4 1 9 2 8 5 7
8 4 9 8 3 4 0 7 1 8 7 5 8 2 5 6 8 3 7 8 7 0 7 4 8 6 7 2 7 3 5
9 8 1 0 7 9 1 7 1 8 2 6 6 7 5 8 6 7 3 9 0 7 4 0 7 3 2 7 8 5 8
7 7 9 4 1 9 2 7 5 7 8 4 9 7 3 4 0 7 1 8 7 5 8 2 5 6 7 3 7 8 7
0 8 4 8 6 7 2 7 3 5 9 7 1 0 7 9 1 7 1 8 2 6 6 7 5 8 6 7 3 9 0
8 4 0 7 3 2 4 1 9 2 8 5 7 8 4 9 7 3 4 0 8 1 8 7 5 7 2 5 6 8 3
7 8 7 0 8 4 7 6 7 2 8 3 5 9 7 1 0 8 9 1 8 1 5 8 9 4 6 7 3 7 6
3 7 2 1 4 1 0 8 9 1 7 1 8 2 7 6 6 8 5 7 6 7 3 9 0 7 4 0 7 3 2
4 1 9 2 8 5 7 7 8 9 1 8 1 8 2 6 6 7 5 7 6 7 3 9 0 8 4 0 7 3 2
7 8 5 8 7 8 9 4 1 9 2 8 5 7 6 7 9 8 3 4 0 7 1 8 7 5 8 2 5 6 8
3 7 8 7 0 8 4 7 6 7 2 8 3 5 9 7 1 0 8 9 1 8 1 8 2 6 7 1 7 2 6
6 7 6 7 3 9 0 8 4 0 8 3 2 4 1 9 2 8 5 7 8 4 9 7 3 4 0 8 1 8 7
5 8 2 5 6 7 3 7 8 7 0 7 4 8 6 7 8 2 8 7 2 7 3 5 9 7 1 0 7 9 1
7 1 2 6 6 7 5 7 6 7 3 9 0 8 4 0 8 3 2 4 1 9 2 8 5 7 8 4 9 8
3 4 0 7 1 8 7 5 8 2 5 6 8 3 7 8 7 0 7 4 8 6 7 2 7 3 5 9 8 1 0
7 9 1 7 1 8 2 6 6 7 5 8 6 7 3 9 0 4 0 7 3 2 7 8 5 8 7 9 4 1 9
2 7 5 7 8 4 9 7 3 4 0 7 1 8 7 5 8 2 5 6 3 8 7 0 8 4 8 6 7 2 7
3 5 9 7 1 0

（　　　個）

火曜日の練習41　　言葉の選択　　　Ⅰ

これからいろいろな言葉を言います。　そのなかで、「さん」という音を持つ言葉を聞いたとき、その言葉の番号に丸をしましょう。

1　薬剤撒布
2　概算要求
3　探検隊
4　官僚制度
5　酸性雨
6　国有財産
7　新発売
8　産地直送
9　予算配分
10　参考図書
11　原稿用紙
12　自然讃歌
13　高温高湿
14　冠婚葬祭
15　山岳救助隊
16　単純明快
17　掃除用具
18　山海珍味
19　国会解散
20　算数国語
21　正体不明
22　気管切開
23　災害基金
24　関東平野
25　珊瑚礁
26　自由時間
27　市長選挙
28　山林保護
29　外相会談
30　市民参加

（　　　　個）

火曜日の練習42　言葉の選択　Ⅱ

これからいろいろな言葉を言います。　そのなかで、椅子に畳という言葉が続いたとき、椅子と畳という字に斜めの線を引きましょう。

椅子　畳　食卓　箪笥　パソコン　ベッド　机　本棚　本箱　カーテン
ジュウタン　布団　畳　本棚　椅子　テーブル　本箱　椅子　畳　箪笥　床の間
障子　襖　本棚　椅子　畳　ジュウタン　鏡台　叩き　洗濯機　クーラー　本棚
カーテン　襖　障子　箪笥　下駄箱　花瓶　椅子　畳　本棚　机　ジュウタン
椅子　ベッド　パソコン　本棚　食卓　食器棚　椅子　畳　風鈴　テーブル　机
電話機　障子　椅子　畳　箪笥　本棚　クーラー　鏡台　はたき　本棚　鏡台
箪笥　パソコン　床の間　椅子　掛け軸　椅子　畳　ほうき　花瓶　本棚　下駄箱
畳　ジュウタン　箪笥　風鈴　扇風機　時計　椅子　畳　洗濯機　ミシン　ラジオ
襖　畳　本棚　椅子　障子　ジュウタン　本棚　ほうき　掛け軸　襖　椅子　箪笥
花瓶　畳　ベッド　椅子　畳　障子　畳　ジュウタン　ほうき　掛け軸　襖　椅子
畳　はたき　本棚　鏡台　ピアノ　食卓　ジュウタン　椅子　畳　はたき

（　　　個）

火曜日の練習43　言葉を選択して書き取り

これからいろいろな動物の名前を言います。　そのなかで、鳥の名前を聞いたときに、その名前を順に書き取りましょう。

熊　からす　猪　はと　ごりら　鶴　鷺　フラミンゴ　パンダ　ライオン　虎
カンガルー　もぐら　あしか　だちょう　つばめ　となかい　はと　うぐいす　猿
めじろ　ワラビー　白鳥　ラクダ　おおわし　猿　ふくろう　犬　ひよどり
きりん　犀　あしか　狼　ふくろう　熊　あひる　猪　兎　ごりら　鶴　コンドル
虎　鷺　虎　とび　かば　オットセイ　コアラ　猿　こうもり　虎　りす　鹿
だちょう　ぺんぎん　フラミンゴ　虎　猿　山羊　にわとり　きつね　ラクダ
きりん　鷺　ろば　ポニー　からす　猿　きつつき　犀　虎　あしか　狼
ふくろう　虎　コンドル　きじ　いんこ　りす　こまどり　虎　きりん
ほろほろちょう　あかげら　マウス　すずめ　なまけもの　あいあい

（　　　個）

火曜日の練習44　電話番号の選択

これから04地区の電話番号を20言います。　そのなかで、7が2つ以上ある番号を書きましょう。

1　04-7153-9217
2　04-7155-2603
3　04-7173-0590
4　04-7147-6681
5　04-7366-9781
6　04-7343-8077
7　04-7368-4060
8　04-7343-4767
9　04-2481-3650
10　04-2492-1677
11　04-2461-3392
12　04-2460-6121
13　04-9921-6080
14　04-9977-2350
15　04-9791-3397
16　04-9968-6081
17　04-2678-3060
18　04-2650-7755
19　04-2621-1120
20　04-2637-5760

（　　　個）

火曜日の練習45　電話の用件

あなたに次のような電話がかかってきました。誰からどんな用件でかかってきたか書きとめましょう。家族がわかりやすいような表現にして下さい。書きとめたあとに、その話を聞いた時間と日付けを加えましょう。

もしもし木村さんですか？　ひまわり協会という団体の説明会を明日の5時から自治会館でいたします。　これは子供の不登校問題を考える会ですので、問題のないお子さんをお持ちの方でも関心のおありの方の参加をお待ちしております。

火曜日の練習46　文章の書き取り

これから都市の話をします。　それを聞いて書き取りましょう。

1　パリのベルサイユ宮殿はとても大きくて、宮殿の前の長方形の池のまわりを自転車でまわりました。　ヨーロッパの宮殿はこれを参考にして建築されたものが多いと聞いています。　凱旋門の上に上がるとパリの街がよくみえます。

2　九州で一番の国際都市福岡は、アジアへの門戸をひらいている港をもつ都市として、奈良時代から知られ、史跡も沢山ある。　また現在博多駅から福岡国際空港が近いことも嬉しい。

練習の自己採点

今日の練習は100点満点で何点くらいになるか予想して採点してもらいましょう。

そのほか感じたことも書いてもらいましょう。

水_

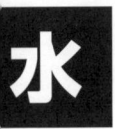

水曜日の練習

準備するもの：鉛筆またはペン、国語の辞書、タイマー

水曜日の練習36　5文字の言葉

これから番号と言葉を言います。仮名で5文字になる言葉が聞こえたら、あなたの練習帳の番号に○をしましょう。

 1 水平線
 2 上
 3 雪
 4 夢
 5 水泳
 6 左
 7 とんぼ
 8 こんぺいとう
 9 夏休み
10 洗濯
11 太平洋
12 飛行機
13 坂道
14 ほこり
15 雨
16 カブトムシ
17 山
18 物語
19 応援団
20 だるま
21 大相撲
22 真実
23 桜
24 花
25 芸能界

26 種子島
27 川
28 太陽系
29 冷蔵庫
30 好奇心
31 椿姫
32 音楽
33 太陽
34 バナナ
35 父親
36 左
37 ハイビスカス
38 エプロン
39 右
40 花火
41 米俵
42 下
43 帆立貝
44 煙
45 展望台
46 ほうれん草
47 ふくろう
48 りんご
49 たんす
50 銀婚式

（　　　　個）

水曜日の練習37　6文字の言葉

これから番号と言葉を言います。仮名で6文字になる言葉が聞こえたら、あなたの練習帳の番号に○をしましょう。

1 カメレオン
2 中
3 寺
4 ネクタイ
5 つみきくずし
6 毎日
7 扇風機
8 女
9 為替相場
10 半導体
11 ラジオ
12 雪だるま
13 ちらし寿司
14 天気予報
15 通信
16 電話
17 森
18 暗号
19 印刷
20 寒暖計
21 確率
22 アンデルセン
23 富士山
24 観測船
25 流れ星

26 きつね
27 みみず
28 信号
29 きりぎりす
30 マダガスカル
31 手紙
32 換気扇
33 いしやきいも
34 坂
35 むかで
36 砂糖
37 階段
38 酒
39 たばこ
40 天国
41 忘年会
42 テレビ
43 かつおぶし
44 栗
45 紫外線
46 男
47 外
48 橋
49 たぬき
50 肉団子

(　　　個)

水曜日の練習38　3漢字の言葉

これから番号と言葉を言います。漢字で3文字になる言葉が聞こえたら、あなたの練習帳の番号に○をしましょう。

1 小麦粉
2 夏
3 茶碗
4 毎日
5 妹
6 兄
7 信号
8 秋
9 時計台
10 姉
11 指輪
12 階段
13 景色
14 消火器
15 北海道
16 冬
17 利根川
18 日記帳
19 春
20 天守閣
21 天国
22 空
23 千秋楽
24 計算機
25 口
26 弟
27 暗号
28 時計
29 下水道
30 辞書

(　　　個)

水曜日の練習39　数字の選択

これからいろいろな数字を言います。　そのなかで、9という数字を聞いたときに、あなたの練習帳の9という数字に斜めの線を引きましょう。

1 8 2 6 6 8 5 8 6 7 3 9 0 8 4 0 8 3 2 4 1 9 2 8 5 7 8 4 9 8 3
4 0 8 1 8 7 5 8 2 5 6 8 3 8 8 7 0 8 4 8 6 8 8 2 8 7 2 8 3 5 9
8 1 0 8 9 1 8 1 8 2 6 6 8 5 8 6 7 3 9 0 8 4 0 8 3 2 4 1 9 2 8
5 7 8 4 9 8 3 4 0 8 1 8 7 5 8 2 5 6 8 3 8 8 7 0 8 4 8 6 7 2 8
3 5 9 8 1 0 8 9 1 8 1 8 2 6 6 8 5 8 6 7 3 9 0 8 4 0 8 3 2 7 8
5 8 7 8 9 4 1 9 2 8 5 7 8 4 9 8 3 4 0 8 1 8 7 5 8 2 5 6 8 3 8
8 7 0 8 4 8 6 7 2 8 3 5 9 8 1 0 8 9 1 8 1 8 2 6 6 8 5 8 6 7 3
9 0 8 4 0 8 3 2 4 1 9 2 8 5 7 8 4 9 8 3 4 0 8 1 8 7 5 8 2 5 6
8 3 8 8 7 0 8 4 8 6 7 2 8 3 5 9 8 1 0 8 9 1 8 1 5 8 9 4 6 8 3
8 6 3 8 2 1 4 1 0 8 9 1 8 1 8 2 6 6 8 5 8 6 7 3 9 0 8 4 0 8
3 2 4 1 9 2 8 5 7 8 8 9 1 8 1 8 2 6 6 8 5 8 6 7 3 9 0 8 4 0 8
3 2 7 8 5 8 7 8 9 4 1 9 2 8 5 7 8 4 9 8 3 4 0 8 1 8 7 5 8 2 5
6 8 3 8 8 7 0 8 4 8 6 7 2 8 3 5 9 8 1 0 8 9 1 8 1 8 2 6 9 0 8
4 0 8 3 2 4 1 9 2 8 5 7 8 4 9 8 3 4 0 8 1 8 7 5 8 2 5 6 8 3 8
8 7 0 8 4 8 6 7 2 8 3 5 9 8 1 0 8 9 1 8 1 8 2 6 6 8 5 8 6 7 3
9 0 8 4 0 8 3 2 7 8 5 8 7 8 9 4 1 9 2 8 5 7 8 4 9 8 3 4 0 8 1
8 7 5 8 2 5 6 8 3 8 8 7 0 8 4 8 6 7 2 8 3 5 9 8 1 0 8 9 1 8 1
8 2 6 6 8 5 8 6 7 3 9 0 8 4 0 8 3 2 4 1 9 2 8 5 7 8 4 9 8 3 4
0 8 1 8 7 5 8 2 5 6 8 3 8 8 7 0 8 4 8 6 7 2 8 3 5 9 8 1 0 8 9
1 8 1 5 8 9

（　　　　　個）

水曜日の練習40　数字の書き取り

これからいろいろな数を言います。そのなかで、9の数字を聞いたとき、その前の数字を、順に書き取りましょう。途中で声が聴こえてくるかもしれませんが、それは無視して下さい。

1 8 2 6 6 8 5 8 6 7 3 9 0 8 4 0 8 3 2 4 1 9 2 8 5 7 8 4 9 8 3
4 0 8 1 8 7 5 8 2 5 6 8 3 8 1 8 7 0 8 4 8 6 2 8 7 2 8 3 5 9
8 1 0 8 9 1 8 1 8 2 6 6 8 5 8 6 7 3 9 0 9 8 4 0 8 3 2 4 1 9 2
8 5 7 8 4 9 8 3 4 0 8 1 8 7 5 8 2 5 6 8 3 8 1 8 7 0 8 4 8 6 7
2 8 3 5 9 8 1 0 8 9 1 8 1 8 2 6 6 8 5 8 6 7 3 9 0 8 4 0 8 3 2
7 8 5 8 7 8 9 4 8 1 9 2 8 5 7 8 4 9 8 3 4 0 8 1 8 7 5 9 2 5 6
8 3 8 3 8 7 0 8 4 8 6 7 2 8 3 5 9 8 1 0 8 9 1 8 1 8 2 6 6 8 5
8 6 7 3 9 0 9 4 0 8 3 2 4 1 9 2 8 5 7 8 4 9 8 3 4 0 9 8 1 8 7
5 8 2 5 6 8 3 8 2 8 7 0 8 4 8 6 7 2 9 3 5 9 8 1 0 8 9 1 8 1 5
8 9 4 6 8 3 8 6 3 8 2 1 4 1 0 8 9 1 8 1 8 2 8 6 6 8 5 9 6 7 3
9 0 8 4 0 8 3 2 4 1 9 2 8 5 7 8 0 8 9 1 8 1 8 2 6 6 8 5 8 6 7
3 9 0 8 4 0 9 3 2 4 1 9 2 8 5 7 8 4 9 8 3 4 0 1 8 7 5 2 5 6 8
3 8 2 8 7 0 8 4 9 6 7 2 8 3 5 9 8 1 0 8 9 1 8 1 5 8 9 4 9 0 9
8 4 0 8 3 2 4 1 9 2 8 5 7 8 4 9 8 3 4 0 8 1 8 7 5 8 2 5 6 8 3
8 1 8 7 0 8 4 8 6 7 2 8 3 5 9 8 1 0 8 9 1 8 1 8 2 6 6 8 5 8 6
7 3 9 0 8 4 0 8 3 2 7 8 5 8 7 8 9 4 8 1 9 2 8 5 7 8 4 9 8 3 4
0 8 1 8 7 5 9 2 5 6 8 3 8 3 8 7 0 8 4 8 6 7 2 8 3 5 9 8 1 0 8
9 1 8 1 8 2 6 6 8 5 8 6 7 3 9 0 9 4 0 8 3 2 4 1 9 2 8 5 7 8 4
9 8 3 4 0 9 8 1 8 7 5 8 2 5 6 8 3 8 2 8 7 0 8 4 8 6 7 2 9 3 5
9 8 1 0 8 9

（　　　　　個）

水曜日の練習41　言葉の選択　　Ⅰ

これからいろいろな言葉を言います。　そのなかで、「しん」という音を持つ言葉を聞いたとき、その言葉の番号に丸をしましょう。

1 新聞週間
2 金髪美人
3 探検隊
4 送信不良
5 肝心要
6 疫学調査
7 新発売
8 心臓発作
9 漢字仮名
10 深海魚
11 原稿用紙
12 自然鑑賞
13 真言宗
14 冠婚葬祭
15 進学塾
16 単純明快
17 診断基準
18 戦艦大和
19 地震対策
20 管理社会
21 進退不明
22 心字池
23 災害基金
24 新鮮野菜
25 健康管理
26 自由診療
27 市長選挙
28 進行方向
29 新幹線
30 短時間

(　　　個)

水曜日の練習42　　言葉の選択　　　Ⅱ

これからいろいろな言葉を言います。　そのなかで、パソコンにデジカメという言葉が続いたとき、パソコンとデジカメいう字に斜めの線を引きましょう。

食卓　箪笥　パソコン　ベッド　机　パソコン　本棚　机　本箱　パソコン
デジカメ　カーテン　ジュウタン　布団　畳　本棚　机　テーブル　パソコン
デジカメ　本箱　箪笥　床の間　障子　襖　本棚　机　ジュウタン　鏡台
パソコン　デジカメ　洗濯機　クーラー　本棚　パソコン　デジカメ　カーテン
襖　障子　箪笥　下駄箱　花瓶　畳　本棚　机　ジュウタン　パソコン　デジカメ
机　椅子　ベッド　パソコン　本棚　机　食卓　食器棚　椅子　風鈴　テーブル
机　電話機　障子　机　箪笥　本棚　クーラー　鏡台　はたき　パソコン
パソコン　デジカメ　デジカメ　机　鏡台　箪笥　パソコン　床の間　掛け軸　机
ほうき　花瓶　本棚　下駄箱　畳　ジュウタン　箪笥　風鈴　扇風機　時計
洗濯機　ミシン　ラジオ　襖　パソコン　デジカメ　畳　本棚　机　障子
ジュウタン　本棚　机　ほうき　パソコン　デジカメ　掛け軸　襖　箪笥　花瓶
畳　机　ベッド　ラジオ　襖　畳　本棚　机　障子　ジュウタン　本棚　机
ほうき　パソコン　デジカメ　掛け軸　はたき　畳　パソコン　デジカメ

（　　　　個）

水曜日の練習43　言葉を選択して書き取り

これからいろいろな食材の名前を言います。　そのなかで、植物起源の食材の名前を聞いたときに、その名前を順に書き取りましょう。

トマト　豚肉　かぶ　かつお　ピーマン　れもん　たまねぎ　マシュルーム　鶏肉
牛肉　卵　レタス　いわし　人参　大根　じゃがいも　さけ　きじ　いのしし
のり　ぶり　みつば　わかめ　ながねぎ　あかがい　生姜　たけのこ　きくらげ
にんにく　りんご　白菜　カリフラワー　なす　えび　セロリ　ブロッコリー
ひらめ　なまこ　のり　うに　たこ　あわび　にら　たら　たちうお　きす
あなご　鯛　かに　さざえ　どじょう　あじ　ふぐ　れんこん　ほうれんそう
ほっけがい　牛乳　しめじ　パセリ　アーモンド　わらび　おくら　さつまいも
しそ　はたはた　ほたて　かき　ほや　かぼちゃ　きゅうり　ごぼう　ローリエ
春雨　きくらげ　クレソン　ピーナツ　バター　アスパラガス　大豆　あさつき
オリーブ　小麦粉　麩　ゆず　みずな　すずき　こしょう　チーズ　サフラン
さといも　こまつな　ごま　コーン　きくらげ　とうがらし　らむ　もやし
ゴーヤー　ゆうがお　へちま　よもぎ　らっきょう　さば　いんげん　せり

（　　　個）

水曜日の練習44　電話番号の選択

これから04地区の電話番号を20言います。　そのなかで、4が2つ以上ある番号を書きましょう。

```
 1  04-7153-9210
 2  04-7155-2603
 3  04-7173-0590
 4  04-7140-6681
 5  04-7366-9081
 6  04-7343-8477
 7  04-7368-4060
 8  04-7343-4060
 9  04-2481-3650
10  04-2492-1633
11  04-2461-3392
12  04-2460-6121
13  04-9921-6080
14  04-9922-2350
15  04-9991-3390
16  04-9968-6481
17  04-2678-3060
18  04-2650-7755
19  04-2621-1124
20  04-2630-5560
```

（　　　個）

水曜日の練習45　電話の用件

あなたに次のような電話がかかってきました。　誰からどんな用件でかかってきたか書きとめましょう。　家族がわかりやすいような表現にして下さい。　書きとめたあとに、その話を聞いた時間と日付けを加えましょう。

もしもし、つとむくんか？　お父さんは今駅にいるが、雨がふってきたのでね、お母さんに車で迎えにきてくれるように頼んでちょうだい。

水曜日の練習46　文章の書き取り

これから都市の話をします。　それを聞いて書き取りましょう。

1　イタリアの首都ローマでは、コロッセオ広場で50mの高さのコロッセオを眺め上げ、10分歩いてフォロ・ロマーノで紀元前の古代ローマの中心地を上から眺め下ろすだけでも、古代ローマの文化の一端をかいま見ることができる。

2　北海道道庁のある札幌は、北海道の中心的な都市である。　札幌駅の近くに北海道大学があり、その広い構内の一角に、かって「青年よ大志を抱け」と言って学生を鼓舞したクラーク博士の銅像がある。

練習の自己採点

今日の練習は100点満点で何点くらいになるか予想して採点してもらいましょう。

そのほか感じたことも書いてもらいましょう。

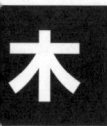

木曜日の練習　準備するもの：鉛筆またはペン、国語の辞書、タイマー

木曜日の練習36　5文字の言葉

これから番号と言葉を言います。仮名で5文字になる言葉が聞こえたら、あなたの練習帳の番号に○をしましょう。

1 カメレオン
2 中
3 寺
4 ネクタイ
5 つみきくずし
6 毎日
7 扇風機
8 女
9 為替相場
10 半導体
11 ラジオ
12 雪だるま
13 ちらし寿司
14 天気予報
15 通信
16 電話
17 森
18 暗号
19 印刷
20 寒暖計
21 確率
22 アンデルセン
23 富士山
24 観測船
25 流れ星

26 きつね
27 みみず
28 信号
29 きりぎりす
30 マダガスカル
31 手紙
32 換気扇
33 いしやきいも
34 坂
35 むかで
36 砂糖
37 階段
38 酒
39 たばこ
40 天国
41 忘年会
42 テレビ
43 かつおぶし
44 栗
45 紫外線
46 男
47 外
48 橋
49 たぬき
50 肉団子

(　　　個)

木曜日の練習37　6文字の言葉

これから番号と言葉を言います。仮名で6文字になる言葉が聞こえたら、あなたの練習帳の番号に○をしましょう。

1 コンセント
2 島
3 昼
4 弁当
5 テレビドラマ
6 問題
7 お年玉
8 猫
9 だるま落とし
10 インドネシア
11 こだま
12 しぼりぞめ
13 こころざし
14 歓迎会
15 はちみつ
16 科学
17 馬
18 門松
19 ビタミン
20 観光都市
21 つめきり
22 蛍光灯
23 菜の花
24 北アメリカ
25 はりねずみ

26 まゆ毛
27 焚き火
28 鉄棒
29 しもばしら
30 てんとう虫
31 ドラマ
32 クリスマス
33 回転寿司
34 海
35 平和
36 クイズ
37 夜桜
38 夜
39 命
40 ようかん
41 プロパンガス
42 時代
43 のど自慢
44 朝
45 けものみち
46 村
47 道
48 人
49 紅葉
50 紙芝居

（　　　個）

木曜日の練習38　3漢字の言葉

これから番号と言葉を言います。漢字で3文字になる言葉が聞こえたら、あなたの練習帳の番号に○をしましょう。

 1 山形県
 2 左
 3 科学
 4 太陽
 5 山
 6 雪
 7 旅行
 8 上
 9 飛行機
10 夢
11 電話
12 手紙
13 茶碗
14 自衛隊
15 小学校
16 下
17 時代劇
18 登山客
19 右
20 高齢者
21 老人
22 川
23 同級生
24 太平洋
25 雨
26 花
27 砂糖
28 紅茶
29 魚市場
30 学校

（　　　　個）

木曜日の練習39　数字の選択

これからいろいろな数字を言います。　そのなかで、3という数字を聞いたときに、あなたの練習帳の3という数字に斜めの線を引きましょう。

1 8 2 6 6 2 8 5 8 6 7 3 9 0 8 4 0 2 3 2 4 1 9 2 8 5 7 8 4 9 2
3 4 0 8 1 8 7 5 8 2 5 6 2 3 8 1 8 7 0 2 4 8 6 8 2 8 7 2 8 3 5
9 8 1 0 2 9 1 8 1 2 2 6 6 5 8 6 7 3 9 0 8 4 0 2 3 2 4 1 9 2
8 5 7 2 4 9 8 3 4 0 2 1 8 7 5 8 2 5 6 2 3 8 1 8 7 0 8 4 8 6 7
2 8 3 5 9 8 1 0 8 9 1 8 1 8 2 6 6 5 8 6 7 3 9 0 8 4 0 2 3 2
7 8 5 8 7 8 9 4 8 1 9 2 8 5 7 8 4 9 8 3 4 0 2 1 8 7 5 8 2 5 6
2 3 8 3 8 7 0 2 4 8 6 7 2 8 3 5 9 8 1 0 8 9 1 8 1 8 2 6 6 2 5
8 6 7 3 9 0 8 4 0 2 3 2 4 1 9 2 2 5 7 8 4 9 8 3 4 0 8 1 8 7 5
8 2 5 6 2 3 8 2 8 7 0 8 4 8 6 7 2 8 3 5 9 8 1 0 8 9 1 8 1 5 8
9 4 6 8 3 2 6 3 8 2 1 4 1 0 2 9 1 8 1 8 2 8 6 6 8 5 8 6 7 3 9
0 8 4 0 8 3 2 4 1 9 2 8 5 7 8 6 6 2 5 8 6 7 3 9 0 8 4 0 2 3 2
4 1 9 2 2 5 7 8 4 9 8 3 4 0 8 1 8 7 5 8 2 5 6 2 3 8 2 8 7 0 8
4 8 6 7 2 8 3 5 9 8 1 0 8 9 1 8 1 5 8 9 4 6 8 3 2 4 2 9 4 2 6
7 2 8 3 5 9 8 1 0 8 9 1 8 1 8 2 6 6 8 5 8 6 7 3 9 0 8 4 0 2 3
2 7 8 5 8 7 8 9 4 8 1 9 2 8 5 7 8 4 9 2 3 4 0 2 1 8 7 5 8 2 5
6 2 3 8 3 8 7 0 2 4 8 6 7 2 8 3 5 9 8 1 0 8 9 1 8 1 8 2 6 6 2
5 2 6 7 3 9 0 8 4 0 2 3 2 4 1 9 2 2 5 7 8 4 9 8 3 4 0 8 1 8 7
5 8 2 5 6 2 3 8 2 8 7 0 2 4 8 6 7 2 8 3 5 9 8 1 0 8 9 1 8 1 5
8 9 4 6 8 3 2 6 3 8 2 1 4 1 0 2 9 1 8 1 8 2 2 6 6 8 5 8 6 7 3
9 0 2 4 0 8

(　　　　個)

木曜日の練習40　数字の書き取り

これからいろいろな数を言います。そのなかで、3の数字を聞いたとき、その前の数字を、順に書き取りましょう。途中で声が聴こえてくるかもしれませんが、それは無視して下さい。

1 8 2 6 6 8 5 8 6 7 3 9 0 8 4 0 8 3 2 4 1 9 2 8 5 7 8 4 9 8 3
4 0 8 1 8 7 5 8 2 5 6 8 3 8 1 8 7 0 8 4 8 6 8 2 8 7 2 8 3 5 9
8 1 0 8 9 1 8 1 8 2 6 6 8 5 8 6 7 3 9 0 8 4 0 8 3 2 4 1 9 2 8
5 7 8 4 9 8 3 4 0 8 1 8 7 5 8 2 5 6 8 3 8 1 8 7 0 8 4 8 6 7 2
8 3 5 9 8 1 0 8 9 1 8 1 8 2 6 6 8 5 8 6 7 3 9 0 8 4 0 8 3 2 7
8 5 8 7 8 9 4 8 1 9 2 8 5 7 8 4 9 8 3 4 0 8 1 8 7 5 8 2 5 6 8
3 8 3 8 7 0 8 4 8 6 7 2 8 3 5 9 8 1 0 8 9 1 8 1 8 2 6 6 8 5 8
6 7 3 9 0 8 4 0 8 3 2 4 1 9 2 8 5 7 8 4 9 8 3 4 0 8 1 8 7 5 8
2 5 6 8 3 8 2 8 7 0 8 4 8 6 7 2 8 3 5 9 8 1 0 8 9 1 8 1 5 8 9
4 6 8 3 8 6 3 8 2 1 4 1 0 8 9 1 8 1 8 2 8 6 6 8 5 8 6 7 3 9 0
8 4 0 8 3 2 4 1 9 2 8 5 7 8 0 8 9 1 8 1 8 2 6 6 8 5 8 6 7 3 9
0 8 4 0 8 3 2 4 1 9 2 8 5 7 8 4 9 8 3 4 0 8 1 8 7 5 8 2 5 6 8
3 8 2 8 7 0 8 4 8 6 7 2 8 3 5 9 8 1 0 8 9 1 8 1 5 8 9 4 4 8 6
7 2 8 3 5 9 8 1 0 8 9 1 8 1 8 2 6 6 8 5 8 6 7 3 9 0 8 4 0 2 3
2 7 5 8 7 8 9 4 8 1 9 2 8 5 7 8 4 9 8 3 4 0 2 1 8 7 5 8 2 5
6 2 3 8 3 8 7 0 2 4 8 6 7 2 8 3 5 9 8 1 0 8 9 1 8 1 8 2 6 6 2
5 8 6 7 3 9 0 8 4 0 2 3 2 4 1 9 2 2 5 7 8 4 9 8 3 4 0 8 1 8 7
5 8 2 5 3 2 3 8 2 7 0 8 4 8 6 7 2 3 5 9 1 0 8 9 1 8 1 5 8 9 4
6 8 3 2 6 3 8 2 1 4 1 0 2 9 1 8 1 8 2 6 6 8 5 6 7 3 9 0 8 4 0
8 3 2 4 1 9

（　　　　個）

木曜日の練習41　　言葉の選択　　Ⅰ

これからいろいろな言葉を言います。　そのなかで、「はん」という音を持つ言葉を聞いたとき、その言葉の番号に丸をしましょう。

1 犯罪心理
2 調査班
3 阪神タイガース
4 炊飯器
5 肝心要
6 販売促進
7 新発売
8 反抗期
9 漢字仮名
10 版木
11 原稿用紙
12 市販材料
13 高温高湿
14 冠婚葬祭
15 半信半疑
16 単純明快
17 一般教養
18 戦艦大和
19 半日休館日
20 管理社会
21 搬送過程
22 気管切開
23 半径計測
24 製版終了
25 健康管理
26 自由時間
27 市長再選
28 反省文
29 首相会談
30 繁殖時期

(　　　個)

木曜日の練習42　言葉の選択　Ⅱ

これからいろいろな言葉を言います。　そのなかで、食卓に花瓶という言葉が続いたとき、食卓と花瓶という字に斜めの線を引きましょう。

椅子　食卓　花瓶　食器　箪笥　パソコン　ベッド　食器　机　本棚　食器　本箱
カーテン　ジュウタン　布団　食卓　花瓶　畳　本棚　椅子　食器　テーブル
食器　本箱　食卓　花瓶　食器　箪笥　床の間　障子　襖　本棚　椅子
ジュウタン　鏡台　食卓　花瓶　洗濯機　クーラー　本棚　カーテン　襖　障子
箪笥　下駄箱　花瓶　畳　食卓　花瓶　本棚　机　ジュウタン　椅子　ベッド
食器　パソコン　本棚　食卓　食器棚　食器　椅子　食卓　花瓶　風鈴　テーブル
机　電話機　障子　椅子　箪笥　食器　本棚　クーラー　鏡台　はたき　食器
本棚　鏡台　箪笥　食卓　花瓶　パソコン　床の間　椅子　掛け軸　ほうき　花瓶
本棚　下駄箱　畳　食器　ジュウタン　食卓　花瓶　箪笥　風鈴　扇風機　時計
椅子　洗濯機　ミシン　ラジオ　襖　畳　本棚　食器　椅子　食卓　花瓶　食器
障子　ジュウタン　食器　本棚　ほうき　掛け軸　襖　椅子　箪笥　花瓶　食器
畳　ベッド　食卓　花瓶　食器　ジュウタン　食卓　パソコン　除湿器　花瓶　畳

　　　　　　　　　　　　　　　　　　　　　　　　　　　（　　　　個）

木曜日の練習43　言葉を選択して書き取り

これからいろいろな食材の名前を言います。　そのなかで、動物起源の食材の名前を聞いたときに、その名前を順に書き取りましょう。

トマト　豚肉　かぶ　かつお　ピーマン　れもん　たまねぎ　マシュルーム　鶏肉
牛肉　卵　レタス　いわし　人参　大根　じゃがいも　さけ　きじ　いのしし
のり　ぶり　みつば　わかめ　ながねぎ　あかがい　生姜　たけのこ　きくらげ
にんにく　りんご　白菜　カリフラワー　なす　えび　セロリ　ブロッコリー
ひらめ　なまこ　のり　うに　たこ　あわび　にら　たら　たちうお　きす
あなご　鯛　かに　さざえ　どじょう　あじ　ふぐ　れんこん　ほうれんそう
ほっけがい　牛乳　しめじ　パセリ　アーモンド　わらび　おくら　さつまいも
しそ　はたはた　ほたて　かき　ほや　かぼちゃ　きゅうり　ごぼう　ローリエ
春雨　きくらげ　クレソン　ピーナツ　バター　アスパラガス　大豆　あさつき
オリーブ　小麦粉　麸　ゆず　みずな　すずき　こしょう　チーズ　サフラン
さといも　こまつな　ごま　コーン　きくらげ　とうがらし　らむ　もやし
ゴーヤー　ゆうがお　へちま　よもぎ　らっきょう　さば　いんげん　せり

（　　　　個）

木曜日の練習44　電話番号の選択

これから03地区の電話番号を20言います。　そのなかで、2が2つ以上ある番号を書きましょう。

1　03-2153-9210
2　03-2155-2603
3　03-2173-0590
4　03-7140-6681
5　03-2366-9081
6　03-7343-8077
7　03-2368-4060
8　03-2343-4060
9　03-2481-3650
10　03-2492-1633
11　03-2461-3392
12　03-2460-6121
13　03-2921-6080
14　03-9922-2350
15　03-2991-3390
16　03-4968-6081
17　03-2678-3060
18　03-2650-7755
19　03-2621-1120
20　03-2630-5560

（　　　個）

木曜日の練習45　電話の用件

あなたに次のような電話がかかってきました。　誰からどんな用件でかかってきたか書きとめましょう。　家族がわかりやすいような表現にして下さい。　書きとめたあとに、その話を聞いた時間と日付けを加えましょう。

もしもし高橋さんですか？　山海学習出版の山田です。今日の午後そちらに伺う予定でしたが、急用ができて行かれなくなりました。　本当に申し訳ありませんが明日の午前中には必ず参りますのでおゆるしください。

木曜日の練習46　文章の書き取り

これから都市の話をします。　それを聞いて書き取りましょう。

1　オーストラリアの首都であるウィーンは、芸術の都といわれており、ウィーン少年合唱団は日本でもよく知られています。　舞踏会は今でもよく催され、「会議は踊る」と言われるように、会議をせずに踊っていたということで知られる宮殿は、ウィーンの西の町外れにあります。

2　日本の首都東京は、東京近郊を含めると日本人の10人に1人はここに住むというマンモス都市です。　東京タワーからの東京の景色は果てしなく続く町並みでそのマンモスぶりがわかるようです。　海の近くに新都市ができ、最近東京ディズニーリゾートとともに観光的にも注目されています。

練習の自己採点

今日の練習は100点満点で何点くらいになるか予想して採点してもらいましょう。

そのほか感じたことも書いてもらいましょう。

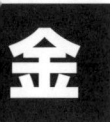

金曜日の練習　準備するもの：鉛筆またはペン、国語の辞書、タイマー

金曜日の練習36　5文字の言葉

これから番号と言葉を言います。仮名で5文字になる言葉が聞こえたら、あなたの練習帳の番号に○をしましょう。

1　コンセント
2　島
3　昼
4　弁当
5　テレビドラマ
6　問題
7　お年玉
8　猫
9　だるま落とし
10　インドネシア
11　こだま
12　しぼりぞめ
13　こころざし
14　歓迎会
15　はちみつ
16　科学
17　馬
18　門松
19　ビタミン
20　観光都市
21　つめきり
22　蛍光灯
23　菜の花
24　北アメリカ
25　はりねずみ

26　まゆ毛
27　焚き火
28　鉄棒
29　しもばしら
30　てんとう虫
31　ドラマ
32　クリスマス
33　回転寿司
34　海
35　平和
36　クイズ
37　夜桜
38　夜
39　命
40　ようかん
41　プロパンガス
42　時代
43　のど自慢
44　朝
45　けものみち
46　村
47　道
48　人
49　紅葉
50　紙芝居

（　　　　個）

金曜日の練習37　6文字の言葉

これから番号と言葉を言います。仮名で6文字になる言葉が聞こえたら、あなたの練習帳の番号に〇をしましょう。

1 竹とんぼ
2 猿
3 星
4 口紅
5 ダイヤモンド
6 若者
7 こいのぼり
8 林
9 邪馬台国
10 梅仁丹
11 はさみ
12 薬指
13 宝島
14 同窓会
15 アルカリ
16 ほくろ
17 熱
18 郵便
19 ひまわり
20 高校生
21 くだもの
22 ゴルフクラブ
23 温泉
24 アマゾン川
25 神無月

26 予定
27 気温
28 玄米
29 国際化
30 会員権
31 からす
32 腕相撲
33 扁桃腺
34 月
35 きのう
36 相撲
37 公園
38 鉄
39 港
40 パチンコ
41 バドミントン
42 名古屋
43 蔵屋敷
44 鳥
45 渡し舟
46 歌
47 犬
48 耳
49 あした
50 金閣寺

(　　　個)

金曜日の練習38　3漢字の言葉

これから番号と言葉を言います。　漢字で3文字になる言葉が聞こえたら、あなたの練習帳の番号に○をしましょう。

1 海水浴
2 酒
3 写真
4 神社
5 男
6 外
7 料理
8 寺
9 冷蔵庫
10 橋
11 時代
12 迫力
13 技術
14 不思議
15 富士山
16 森
17 保険金
18 食料品
19 栗
20 名古屋
21 音楽
22 女
23 地球儀
24 警察官
25 中
26 坂
27 青春
28 聖書
29 日本語
30 真実

（　　　　個）

金曜日の練習39　数字の選択

これからいろいろな数字を言います。　そのなかで、4という数字を聞いたときに、あなたの練習帳の4という数字に斜めの線を引きましょう。

```
1 4 8 2 6 6 8 5 8 6 7 3 9 0 8 4 0 8 3 2 4 1 9 2 8 5 7 8 4 9 8
3 4 0 8 1 8 7 5 8 2 5 6 4 3 4 8 7 0 8 4 8 6 8 4 2 4 7 2 8 3 5
9 8 1 0 8 9 1 8 1 8 2 6 6 8 5 8 6 7 3 9 0 8 4 0 4 3 2 4 1 9 2
8 5 7 8 4 9 8 3 4 0 8 1 8 7 5 8 2 5 6 4 3 8 8 7 0 8 4 8 6 7 2
8 3 5 9 4 1 0 8 9 1 8 1 8 2 6 6 4 5 8 6 7 3 9 0 8 4 0 4 3 2 7
8 5 8 7 8 9 4 1 9 2 4 5 7 8 4 9 8 3 4 0 8 1 8 7 5 4 2 5 6 8 3
8 8 7 0 8 4 8 6 7 2 8 3 5 9 8 1 0 8 9 1 4 1 8 2 6 6 8 5 8 6 7
3 9 0 8 4 0 8 3 2 4 1 9 2 8 5 7 4 4 9 8 3 4 0 8 1 8 7 5 8 2 5
6 4 3 4 8 7 0 8 4 8 6 7 2 4 3 5 9 8 1 0 8 9 1 4 1 5 8 9 4 6 8
3 8 6 3 8 2 1 4 1 0 8 9 1 4 1 8 2 8 6 6 8 5 4 6 7 3 9 0 8 4 0
4 3 2 4 1 9 2 8 5 7 8 8 9 1 8 1 8 2 6 6 8 5 4 6 7 3 9 0 8 4 0
4 3 2 7 8 5 8 7 4 9 4 1 9 2 8 5 7 8 4 9 8 3 4 0 8 1 8 7 5 4 2
5 6 8 3 8 8 7 0 8 4 8 6 7 2 8 3 5 9 8 1 0 8 9 1 8 1 8 2 6 9 0
8 4 0 4 3 2 4 1 9 2 8 5 7 8 4 9 8 3 4 0 8 1 8 7 5 4 2 5 6 8 3
8 8 7 0 8 4 8 6 7 2 8 3 5 9 4 1 0 4 9 1 8 1 4 2 6 6 8 5 8 6 7
3 9 0 8 4 0 8 3 2 7 8 5 8 7 8 9 4 1 9 2 8 5 7 8 4 9 8 3 4 0 8
1 4 7 5 4 2 5 6 8 3 4 8 7 0 8 4 8 6 7 2 8 3 5 9 8 1 0 8 9 1 8
1 4 2 6 6 8 5 8 6 7 3 9 0 4 0 3 2 4 1 9 2 8 5 7 8 4 9 8 3 4 0
8 1 7 5 8 2 5 6 4 3 7 0 8 4 4 6 7 2 4 3 5 9 8 1 0 8 9 1 8 1 5
8 9 4 6 8 3
```

(　　　個)

金曜日の練習40　数字の書き取り

これからいろいろな数を言います。その数字を、順に書き取りましょう。

そのなかで、4の数字を聞いたとき、その前途中で声が聴こえてくるかもしれませんが、それは無視して下さい。

```
1 8 2 6 6 8 5 2 6 7 3 9 0 8 4 0 8 3 2 4 1 9 2 8 5 7 8 4 9 8 3
4 0 8 1 8 7 5 8 2 5 6 8 3 8 1 8 7 0 2 4 8 6 8 2 8 7 2 2 3 5 9
8 1 0 8 9 1 8 1 8 2 6 6 8 5 8 6 7 3 9 0 2 4 0 8 3 2 4 1 9 2 8
5 7 2 4 9 2 3 4 0 8 1 2 7 5 8 2 5 6 2 3 8 1 2 7 0 8 4 8 6 7 2
6 3 5 9 8 1 0 8 9 1 8 1 2 2 6 6 5 8 6 7 3 9 0 8 4 0 8 3 2 7 2
5 8 7 8 9 4 2 1 9 2 6 5 7 2 4 9 8 3 4 0 2 1 7 5 8 2 5 6 8 3 8
3 8 7 0 8 4 8 6 7 2 2 3 5 9 2 1 0 8 9 1 8 1 8 2 6 6 2 5 2 6 7
3 9 0 8 4 0 8 3 2 4 1 9 2 8 5 7 2 4 9 8 3 4 0 8 1 2 7 5 6 2 5
6 8 3 8 2 8 7 0 2 4 8 6 7 2 8 3 5 9 8 1 0 8 9 1 2 1 5 8 9 4 6
8 3 2 6 3 2 1 4 1 0 6 9 1 8 1 8 2 2 6 6 8 5 8 6 7 3 9 0 8 4 0
2 3 2 4 1 9 2 8 5 7 8 0 9 1 8 1 8 2 6 2 5 8 6 7 3 9 0 2 4 0 8
3 2 4 1 9 2 8 5 7 2 4 9 8 3 4 0 8 1 8 7 5 8 2 5 6 8 3 8 2 6 7
0 8 4 8 6 7 2 8 3 5 9 8 1 0 8 9 1 8 1 5 8 9 4 3 0 2 4 0 8 3 2
4 1 9 2 8 5 7 2 4 9 2 3 4 0 8 1 2 7 5 8 2 5 6 2 3 8 1 2 7 0 8
4 8 6 7 2 8 3 5 9 8 1 0 8 9 1 8 1 2 2 6 6 5 8 6 7 3 9 0 8 4 0
8 3 2 7 2 5 8 7 8 2 4 2 1 9 2 8 5 7 2 4 9 8 3 4 0 2 1 8 7 5 8
2 5 6 8 3 8 3 8 7 0 8 4 8 6 7 2 2 3 5 9 2 1 0 8 9 1 8 1 8 2 6
6 2 5 2 6 7 3 6 9 0 8 4 0 6 3 2 4 1 9 2 8 5 7 2 4 9 8 3 4 0 8
1 2 7 5 8 2 5 6 3 8 2 8 7 0 2 4 6 8 6 7 2 8 3 5 9 8 1 0 8 9 1
2 1 5 8 9 4
```

（　　　　個）

金曜日の練習41　　言葉の選択　　Ⅰ

これからいろいろな言葉を言います。　そのなかで、「きん」という音を持つ言葉を聞いたとき、その言葉の番号に丸をしましょう。

1 禁漁区
2 金髪美人
3 監禁事件
4 近日発売
5 参勤交代
6 醍醐味
7 近所付き合い
8 関心事
9 漢字仮名
10 金銭感覚
11 原稿用紙
12 自然鑑賞
13 高温高湿
14 冠婚葬祭
15 殺菌処理
16 単純明快
17 緊急非難用具
18 戦艦大和
19 出勤時間
20 解禁日
21 正体不明
22 気管切開
23 均等配分
24 関東平野
25 緊張緩和
26 自由時間
27 緊縮財政
28 見物客
29 パン1斤
30 短時間

(　　　個)

金曜日の練習42　言葉の選択　　Ⅱ

これからいろいろな言葉を言います。　そのなかで、冷房に暖房という言葉が続いたとき、冷房と暖房という字に順に斜めの線を引きましょう。

暖房　食卓　冷房　暖房　食器　箪笥　パソコン　ベッド　冷房　暖房　食器　机
本棚　食器　本箱　冷房　暖房　カーテン　冷房　ジュウタン　暖房　布団　畳
本棚　椅子　食器　テーブル　冷房　食器　本箱　食器　箪笥　床の間　障子　襖
本棚　椅子　ジュウタン　鏡台　叩き　洗濯機　冷房　暖房　本棚　カーテン　襖
障子　箪笥　暖房　下駄箱　冷房　花瓶　畳　本棚　机　ジュウタン　椅子
ベッド　食器　パソコン　本棚　食卓　食器棚　冷房　暖房　食器　椅子　風鈴
テーブル　机　電話機　障子　椅子　箪笥　食器　本棚　暖房　冷房　鏡台　冷房
暖房　はたき　食器　本棚　鏡台　箪笥　パソコン　床の間　椅子　掛け軸　冷房
ほうき　花瓶　本棚　下駄箱　畳　食器　ジュウタン　冷房　箪笥　風鈴　扇風機
時計　椅子　暖房　洗濯機　冷房　暖房　ミシン　ラジオ　襖　畳　本棚　冷房
暖房　食器　冷房　椅子　食器　障子　ジュウタン　食器　本棚　冷房　暖房
ほうき　掛け軸　襖　椅子　箪笥　花瓶　冷房　暖房　食器　畳　冷房　ベッド
冷房　暖房　扇風機　冷水器　風鈴　布団　ジュウタン　畳　除湿器

（　　　　個）

金曜日の練習43　言葉を選択して書き取り

これからいろいろな動物の名前を言います。　そのなかで、家で飼う事ができると、あなたが考える動物の名前を聞いたときに、その名前を順に書き取りましょう。

熊 鹿 猪 兎 ごりら あひる 鶴 虎 鷺 ろば ポニー パンダ 猿 羊
ライオン 猿 カンガルー 熊 あしか 象 豚 となかい 猿 おおわし
ワラビー 白鳥 ラクダ 兎 猿 猫 犬 きりん 犀 馬 あしか 狼 うし
ふくろう 熊 鹿 猪 兎 ごりら 鶴 虎 鷺 ろば かば オットセイ
コアラ こうもり りす 猿 鹿 だちょう ぺんぎん フラミンゴ 猿 山羊
たぬき きつね ラクダ きりん 鷺 ろば ポニー パンダ ライオン 犀
あしか 狼 ふくろう 猿 コンドル きじ いんこ りす 犬 猿 きりん 熊
鹿 猪 兎 ごりら 鶴 虎 鷺 ろば にわとり ポニー パンダ 猿
ライオン 猿 カンガルー 熊 あしか 象 となかい チンパンジー 猿
おおわし ワラビー 白鳥 ラクダ 兎 猫 犬 きりん 犀 あしか 狼
ふくろう 熊 鹿 猪 兎 ごりら 鶴 虎 鷺 猿 ろば かば オットセイ
コアラ こうもり りす 猿 鹿 だちょう ぺんぎん フラミンゴ 猿 山羊
たぬき きつね ラクダ きりん 鷺 ろば ポニー パンダ 犀

（　　　個）

金曜日の練習44　電話番号の選択

これから03地区の電話番号を20言います。　そのなかで、3が2つ以上ある番号を書きましょう。

1　03-3153-9210
2　03-3155-2603
3　03-4173-0591
4　03-5140-6681
5　03-5366-9081
6　03-6343-8177
7　03-6368-4060
8　03-7343-4160
9　03-2481-3651
10　03-2492-1633
11　03-2461-3392
12　03-2460-6121
13　03-9921-6081
14　03-9922-2350
15　03-9991-3391
16　03-9968-6181
17　03-2678-3060
18　03-2650-7755
19　03-2621-1120
20　03-2690-5560

(　　　個)

金曜日の練習45　電話の用件

あなたに次のような電話がかかってきました。誰からどんな用件でかかってきたか書きとめましょう。家族がわかりやすいような表現にして下さい。書きとめたあとに、その話を聞いた時間と日付けを加えましょう。

もしもし高橋さんですか？　私はあさか旅行会社の木の上ともうします。9月限定で、アメリカ西海岸10万円で1週間のツアーを計画しております。興味がおありでしたらパンフレットを送らせて頂きます。

金曜日の練習46　文章の書き取り

これから都市の話をします。　それを聞いて書き取りましょう。

1　スイスの首都ベルンは12世紀にできた古い都市で、落ち着いた明るい茶色の屋根をもつ古い街並みと時計台、それにシンボルの熊はベルンを代表している。　商工業の中心都市であるチューリヒと国際都市ジュネーブの中間にあり、静かなたたずまいのある都市である。

2　静岡県の県庁のある静岡市は、弥生時代の登呂遺跡で有名で、静岡駅は東京から新幹線で1時間の距離にある。　現在清水市を加えたので、日本平と三保松原、清水港などの観光拠点も増えた。

練習の自己採点

今日の練習は100点満点で何点くらいになるか予想して採点してもらいましょう。

そのほか感じたことも書いてもらいましょう。

FM練習帳

脳損傷のリハビリテーションのための方法
TBIリハビリテーション研究所　藤井正子　藤田久美子

聞く注意力の練習帳　Ⅳ

氏　名　_____

実施日　_____年_____月_____日から

　　　　_____年_____月_____日まで

内 容

第4週

覚え書き

練習36　5文字の言葉

練習37　6文字の言葉

練習38　3漢字の言葉

練習39　数字の選択

練習40　数字の書き取り

練習41　言葉の選択　　Ⅰ

練習42　言葉の選択　　Ⅱ

練習43　言葉を選択して書き取り

練習44　電話番号の選択

練習45　電話の用件

練習46　文章の書き取り

練習の自己採点

覚え書き

- 練習は最も集中できる時間にやるようにしましょう。
- 集中力がなくなったらやめてもよいですが、あとでまた開始しましょう。
- 練習終了後、貴方が100点満点でどのくらいできたか終わりに書きましょう。
- 練習は5分でしましょう。

月

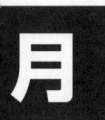

これから練習が始まります。聞く注意力をつけるための訓練です。

月曜日の練習　　準備するもの：鉛筆またはペン、国語の辞書、タイマー

月曜日の練習36　　5文字の言葉

これから番号と言葉を聞きます。仮名で5文字になる言葉が聞こえたら、その番号に○をしましょう。

1	2	3	4	5	6	7	8	9	10
11	12	13	14	15	16	17	18	19	20
21	22	23	24	25	26	27	28	29	30
31	32	33	34	35	36	37	38	39	40
41	42	43	44	45	46	47	48	49	50

月曜日の練習37　6文字の言葉

これから番号と言葉を聞きます。仮名で6文字になる言葉が聞こえたら、その番号に○をしましょう。

1　2　3　4　5　6　7　8　9　10

11　12　13　14　15　16　17　18　19　20

21　22　23　24　25　26　27　28　29　30

31　32　33　34　35　36　37　38　39　40

41　42　43　44　45　46　47　48　49　50

月曜日の練習38　3漢字の言葉

これから番号と言葉を聞きます。漢字で3文字になる言葉が聞こえたら、その番号に○をしましょう。

　　1　　2　　3　　4　　5　　6　　7　　8　　9　　10

　11　12　13　14　15　16　17　18　19　20

　21　22　23　24　25　26　27　28　29　30

月曜日の練習39　数字の選択

これからいろいろな数字を聞きます。　そのなかで、8という数字を聞いたときに、下の8という数字に斜めの線を引きましょう。

8 8 8 8 8 8 8 8 8 8 8 8 8 8 8 8
8 8 8 8 8 8 8 8 8 8 8 8 8 8 8 8
8 8 8 8 8 8 8 8 8 8 8 8 8 8 8 8
8 8 8 8 8 8 8 8 8 8 8 8 8 8 8 8
8 8 8 8 8 8 8 8 8 8 8 8 8 8 8 8
8 8 8 8 8 8 8 8 8 8 8 8 8 8 8 8
8 8 8 8 8 8 8 8 8 8 8 8 8 8 8 8
8 8 8 8 8 8 8 8 8 8 8 8 8 8 8 8
8 8 8 8 8 8 8 8 8 8 8 8 8 8 8 8
8 8 8 8 8 8 8 8 8 8 8 8 8 8 8 8
8 8 8 8 8 8 8 8 8 8 8 8 8 8 8 8
8 8 8 8 8 8 8 8 8 8 8 8 8 8 8 8
8 8 8 8 8 8 8 8

月曜日の練習40　数字の書き取り

これからいろいろな数を聞きます。　そのなかで、8の数字を聞いたとき、その前の数字を下の数字のあとに、順に書き取りましょう。　途中で声が聴こえてくるかもしれませんが、それは無視しましょう。

1	2	3	4	5	6	7	8	9	10
11	12	13	14	15	16	17	18	19	20
21	22	23	24	25	26	27	28	29	30
31	32	33	34	35	36	37	38	39	40
41	42	43	44	45	46	47	48	49	50
51	52	53	54	55	56	57	58	59	60
61	62	63	64	65	66	67	68	69	70
71	72	73	74	75	76	77	78	79	80
81	82	83	84	85	86	87	88	89	90
91	92	93	94	95	96	97	98	99	100
101	102	103	104	105	106	107	108	109	110
111	112	113	114	115	116	117	118	119	120

月曜日の練習41　　言葉の選択　　　Ⅰ

これからいろいろな言葉を聞きます。　そのなかで、「かん」という音を持つ言葉を聞いたとき、その言葉の番号に丸をしましょう。

```
 1    2    3    4    5    6    7    8    9   10
11   12   13   14   15   16   17   18   19   20
21   22   23   24   25   26   27   28   29   30
```

月曜日の練習42　　言葉の選択　　　Ⅱ

これからいろいろな言葉を聞きます。　そのなかで、本棚に机という言葉が続いたときに、下の本棚と机という字に斜めの線を引きましょう。

本棚と机　　本棚と机　　本棚と机　　本棚と机　　本棚と机　　本棚と机

本棚と机　　本棚と机　　本棚と机　　本棚と机　　本棚と机　　本棚と机

本棚と机　　本棚と机　　本棚と机　　本棚と机　　本棚と机　　本棚と机

本棚と机　　本棚と机　　本棚と机　　本棚と机　　本棚と机　　本棚と机

本棚と机　　本棚と机　　本棚と机　　本棚と机　　本棚と机　　本棚と机

本棚と机　　本棚と机　　本棚と机　　本棚と机　　本棚と机　　本棚と机

本棚と机　　本棚と机　　本棚と机　　本棚と机　　本棚と机　　本棚と机

本棚と机　　本棚と机　　本棚と机　　本棚と机　　本棚と机　　本棚と机

月曜日の練習43　言葉を選択して書き取り

これからいろいろな動物の名前を聞きます。　そのなかで、4本足の動物の名前を聞いたときに、その名前を順に書き取りましょう。

月曜日の練習44　電話番号の選択

これから04地区の電話番号を20聞きます。　そのなかで、0が2つ以上ある番号を書きましょう。

月曜日の練習45　電話の用件

あなたに次のような電話がかかってきました。　誰からどんな用件でかかってきたか下に書きとめましょう。　家族がわかりやすいような表現にしましょう。　書きとめたあとに、その話を聞いた時間と日付けを加えましょう。

月曜日の練習46　文章の書き取り

これから都市の話を聞きます。　それを聞いて書き取りましょう。

1

2

練習の自己採点

月曜日の練習は100点満点で何点くらいになるか予測して書きましょう。

その他感じたことをなんでも書きましょう。

火

火曜日の練習　準備するもの：鉛筆またはペン、国語の辞書、タイマー

火曜日の練習36　5文字の言葉

これから番号と言葉を聞きます。仮名で5文字になる言葉が聞こえたら、その番号に○をしましょう。

```
 1   2   3   4   5   6   7   8   9  10
11  12  13  14  15  16  17  18  19  20
21  22  23  24  25  26  27  28  29  30
31  32  33  34  35  36  37  38  39  40
41  42  43  44  45  46  47  48  49  50
```

火曜日の練習37　6文字の言葉

これから番号と言葉を聞きます。仮名で6文字になる言葉が聞こえたら、その番号に○をしましょう。

1　2　3　4　5　6　7　8　9　10

11　12　13　14　15　16　17　18　19　20

21　22　23　24　25　26　27　28　29　30

31　32　33　34　35　36　37　38　39　40

41　42　43　44　45　46　47　48　49　50

火曜日の練習38　3漢字の言葉

これから番号と言葉を聞きます。漢字で3文字になる言葉が聞こえたら、その番号に○をしましょう。

1　2　3　4　5　6　7　8　9　10

11　12　13　14　15　16　17　18　19　20

21　22　23　24　25　26　27　28　29　30

火曜日の練習39　数字の選択

これからいろいろな数字を聞きます。　そのなかで、7という数字を聞いたときに、下の7という数字に斜めの線を引きましょう。

7 7 7 7 7 7 7 7 7 7 7 7 7 7 7 7 7
7 7 7 7 7 7 7 7 7 7 7 7 7 7 7 7 7
7 7 7 7 7 7 7 7 7 7 7 7 7 7 7 7 7
7 7 7 7 7 7 7 7 7 7 7 7 7 7 7 7 7
7 7 7 7 7 7 7 7 7 7 7 7 7 7 7 7 7
7 7 7 7 7 7 7 7 7 7 7 7 7 7 7 7 7
7 7 7 7 7 7 7 7 7 7 7 7 7 7 7 7 7
7 7 7 7 7 7 7 7 7 7 7 7 7 7 7 7 7
7 7 7 7 7 7 7 7 7 7 7 7 7 7 7 7 7
7 7 7 7 7 7 7 7 7 7 7 7 7 7 7 7 7
7 7 7 7 7 7 7 7 7 7 7 7 7 7 7 7 7
7 7 7 7 7 7 7 7 7 7 7 7 7 7 7 7 7
7 7 7 7 7 7 7 7 7 7 7 7 7 7 7 7 7
7 7 7 7 7 7 7 7

火曜日の練習40　数字の書き取り

これからいろいろな数を聞きます。　そのなかで、7の数字を聞いたとき、その前の数字を下の数字のあとに、順に書き取りましょう。　途中で声が聴こえてくるかもしれませんが、それは無視しましょう。

1	2	3	4	5	6	7	8	9	10
11	12	13	14	15	16	17	18	19	20
21	22	23	24	25	26	27	28	29	30
31	32	33	34	35	36	37	38	39	40
41	42	43	44	45	46	47	48	49	50
51	52	53	54	55	56	57	58	59	60
61	62	63	64	65	66	67	68	69	70
71	72	73	74	75	76	77	78	79	80
81	82	83	84	85	86	87	88	89	90
91	92	93	94	95	96	97	98	99	100
101	102	103	104	105	106	107	108	109	110
111	112	113	114	115	116	117	118	119	120

火曜日の練習41　　言葉の選択　　　Ⅰ

これからいろいろな言葉を聞きます。　そのなかで、「さん」という音を持つ言葉を聞いたとき、その言葉の番号に丸をしましょう。

1　2　3　4　5　6　7　8　9　10

11　12　13　14　15　16　17　18　19　20

21　22　23　24　25　26　27　28　29　30

火曜日の練習42　言葉の選択　　Ⅱ

これからいろいろな言葉を聞きます。　そのなかで、椅子に畳という言葉が続いたときに、下の椅子と畳という字に斜めの線を引きましょう。

椅子と畳　　椅子と畳　　椅子と畳　　椅子と畳　　椅子と畳　　椅子と畳

椅子と畳　　椅子と畳　　椅子と畳　　椅子と畳　　椅子と畳　　椅子と畳

椅子と畳　　椅子と畳　　椅子と畳　　椅子と畳　　椅子と畳　　椅子と畳

椅子と畳　　椅子と畳　　椅子と畳　　椅子と畳　　椅子と畳　　椅子と畳

椅子と畳　　椅子と畳　　椅子と畳　　椅子と畳　　椅子と畳　　椅子と畳

椅子と畳　　椅子と畳　　椅子と畳　　椅子と畳　　椅子と畳　　椅子と畳

椅子と畳　　椅子と畳　　椅子と畳　　椅子と畳　　椅子と畳　　椅子と畳

椅子と畳　　椅子と畳　　椅子と畳　　椅子と畳　　椅子と畳　　椅子と畳

火曜日の練習43　言葉を選択して書き取り

これからいろいろな動物の名前を聞きます。　そのなかで、鳥の名前を聞いたときに、その名前を順に書き取りましょう。

火曜日の練習44　電話番号の選択

これから04地区の電話番号を20聞きます。　そのなかで、7が2つ以上ある番号を書きましょう。

火曜日の練習45　電話の用件

あなたに次のような電話がかかってきました。　誰からどんな用件でかかってきたか下に書きとめましょう。　家族がわかりやすいような表現にしましょう。　書きとめたあとに、その話を聞いた時間と日付けを加えましょう。

火曜日の練習46　文章の書き取り

これから都市の話を聞きます。　それを聞いて書き取りましょう。

1

2

練習の自己採点

火曜日の練習は100点満点で何点くらいになるか予測して書きましょう。

その他感じたことをなんでも書きましょう。

水

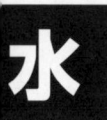

水曜日の練習　準備するもの：鉛筆またはペン、国語の辞書、タイマー

水曜日の練習36　5文字の言葉

これから番号と言葉を聞きます。仮名で5文字になる言葉が聞こえたら、その番号に○をしましょう。

1　2　3　4　5　6　7　8　9　10

11　12　13　14　15　16　17　18　19　20

21　22　23　24　25　26　27　28　29　30

31　32　33　34　35　36　37　38　39　40

41　42　43　44　45　46　47　48　49　50

水曜日の練習37　6文字の言葉

これから番号と言葉を聞きます。仮名で6文字になる言葉が聞こえたら、その番号に○をしましょう。

1	2	3	4	5	6	7	8	9	10
11	12	13	14	15	16	17	18	19	20
21	22	23	24	25	26	27	28	29	30
31	32	33	34	35	36	37	38	39	40
41	42	43	44	45	46	47	48	49	50

水曜日の練習38　3漢字の言葉

これから番号と言葉を聞きます。漢字で3文字になる言葉が聞こえたら、その番号に○をしましょう。

```
 1    2    3    4    5    6    7    8    9   10
11   12   13   14   15   16   17   18   19   20
21   22   23   24   25   26   27   28   29   30
```

水曜日の練習39　数字の選択

これからいろいろな数字を聞きます。　そのなかで、9という数字を聞いたときに、下の9という数字に斜めの線を引きましょう。

9 9 9 9 9 9 9 9 9 9 9 9 9 9 9
9 9 9 9 9 9 9 9 9 9 9 9 9 9 9
9 9 9 9 9 9 9 9 9 9 9 9 9 9 9
9 9 9 9 9 9 9 9 9 9 9 9 9 9 9
9 9 9 9 9 9 9 9 9 9 9 9 9 9 9
9 9 9 9 9 9 9 9 9 9 9 9 9 9 9
9 9 9 9 9 9 9 9 9 9 9 9 9 9 9
9 9 9 9 9 9 9 9 9 9 9 9 9 9 9
9 9 9 9 9 9 9 9 9 9 9 9 9 9 9
9 9 9 9 9 9 9 9 9 9 9 9 9 9 9
9 9 9 9 9 9 9 9 9 9 9 9 9 9 9
9 9 9 9 9 9 9 9

水曜日の練習40　数字の書き取り

これからいろいろな数を聞きます。　そのなかで、9の数字を聞いたとき、その前の数字を下の数字のあとに、順に書き取りましょう。　途中で声が聴こえてくるかもしれませんが、それは無視しましょう。

1	2	3	4	5	6	7	8	9	10
11	12	13	14	15	16	17	18	19	20
21	22	23	24	25	26	27	28	29	30
31	32	33	34	35	36	37	38	39	40
41	42	43	44	45	46	47	48	49	50
51	52	53	54	55	56	57	58	59	60
61	62	63	64	65	66	67	68	69	70
71	72	73	74	75	76	77	78	79	80
81	82	83	84	85	86	87	88	89	90
91	92	93	94	95	96	97	98	99	100
101	102	103	104	105	106	107	108	109	110
111	112	113	114	115	116	117	118	119	120

水曜日の練習41　　言葉の選択　　　Ⅰ

これからいろいろな言葉を聞きます。　そのなかで、「しん」という音を持つ言葉を聞いたとき、その言葉の番号に丸をしましょう。

1　　2　　3　　4　　5　　6　　7　　8　　9　　10

11　12　13　14　15　16　17　18　19　20

21　22　23　24　25　26　27　28　29　30

水曜日の練習42　　言葉の選択　　　Ⅱ

これからいろいろな言葉を聞きます。　そのなかで、パソコンにデジカメという言葉が続いたときに、下のパソコンとデジカメという字に斜めの線を引きましょう。

パソコンとデジカメ	パソコンとデジカメ	パソコンとデジカメ
パソコンとデジカメ	パソコンとデジカメ	パソコンとデジカメ
パソコンとデジカメ	パソコンとデジカメ	パソコンとデジカメ
パソコンとデジカメ	パソコンとデジカメ	パソコンとデジカメ
パソコンとデジカメ	パソコンとデジカメ	パソコンとデジカメ
パソコンとデジカメ	パソコンとデジカメ	パソコンとデジカメ
パソコンとデジカメ	パソコンとデジカメ	パソコンとデジカメ
パソコンとデジカメ	パソコンとデジカメ	パソコンとデジカメ

水曜日の練習43　言葉を選択して書き取り

これからいろいろな食材の名前を聞きます。　そのなかで、植物起源の食材の名前を聞いたときに、その名前を順に書き取りましょう。

水曜日の練習44　電話番号の選択

これから04地区の電話番号を20聞きます。　そのなかで、4が2つ以上ある番号を書きましょう。

水曜日の練習45　電話の用件

あなたに次のような電話がかかってきました。誰からどんな用件でかかってきたか下に書きとめましょう。家族がわかりやすいような表現にしましょう。書きとめたあとに、その話を聞いた時間と日付けを加えましょう。

水曜日の練習46　文章の書き取り

これから都市の話を聞きます。　それを聞いて書き取りましょう。

1

2

練習の自己採点

水曜日の練習は100点満点で何点くらいになるか予測して書きましょう。

その他感じたことをなんでも書きましょう。

木

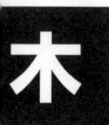

木曜日の練習　　準備するもの：鉛筆またはペン、国語の辞書、タイマー

木曜日の練習36　　5文字の言葉

これから番号と言葉を聞きます。仮名で5文字になる言葉が聞こえたら、その番号に○をしましょう。

```
 1   2   3   4   5   6   7   8   9  10
11  12  13  14  15  16  17  18  19  20
21  22  23  24  25  26  27  28  29  30
31  32  33  34  35  36  37  38  39  40
41  42  43  44  45  46  47  48  49  50
```

木曜日の練習37　6文字の言葉

これから番号と言葉を聞きます。仮名で6文字になる言葉が聞こえたら、その番号に○をしましょう。

1　2　3　4　5　6　7　8　9　10

11　12　13　14　15　16　17　18　19　20

21　22　23　24　25　26　27　28　29　30

31　32　33　34　35　36　37　38　39　40

41　42　43　44　45　46　47　48　49　50

木曜日の練習38　3漢字の言葉

これから番号と言葉を聞きます。漢字で3文字になる言葉が聞こえたら、その番号に○をしましょう。

　　1　2　3　4　5　6　7　8　9　10

　11　12　13　14　15　16　17　18　19　20

　21　22　23　24　25　26　27　28　29　30

木曜日の練習39　数字の選択

これからいろいろな数字を聞きます。　そのなかで、3という数字を聞いたときに、下の3という数字に斜めの線を引きましょう。

3 3 3 3 3 3 3 3 3 3 3 3 3 3 3 3
3 3 3 3 3 3 3 3 3 3 3 3 3 3 3 3
3 3 3 3 3 3 3 3 3 3 3 3 3 3 3 3
3 3 3 3 3 3 3 3 3 3 3 3 3 3 3 3
3 3 3 3 3 3 3 3 3 3 3 3 3 3 3 3
3 3 3 3 3 3 3 3 3 3 3 3 3 3 3 3
3 3 3 3 3 3 3 3 3 3 3 3 3 3 3 3
3 3 3 3 3 3 3 3 3 3 3 3 3 3 3 3
3 3 3 3 3 3 3 3 3 3 3 3 3 3 3 3
3 3 3 3 3 3 3 3 3 3 3 3 3 3 3 3
3 3 3 3 3 3 3 3 3 3 3 3 3 3 3 3
3 3 3 3 3 3 3 3 3 3 3 3 3 3 3 3
3 3 3 3 3 3 3 3 3 3 3 3 3 3 3 3
3 3 3 3 3 3 3 3

木曜日の練習40　数字の書き取り

これからいろいろな数を聞きます。　そのなかで、3の数字を聞いたとき、その前の数字を下の数字のあとに、順に書き取りましょう。　途中で声が聴こえてくるかもしれませんが、それは無視しましょう。

1	2	3	4	5	6	7	8	9	10
11	12	13	14	15	16	17	18	19	20
21	22	23	24	25	26	27	28	29	30
31	32	33	34	35	36	37	38	39	40
41	42	43	44	45	46	47	48	49	50
51	52	53	54	55	56	57	58	59	60
61	62	63	64	65	66	67	68	69	70
71	72	73	74	75	76	77	78	79	80
81	82	83	84	85	86	87	88	89	90
91	92	93	94	95	96	97	98	99	100
101	102	103	104	105	106	107	108	109	110
111	112	113	114	115	116	117	118	119	120

木曜日の練習41　　言葉の選択　　　Ⅰ

これからいろいろな言葉を聞きます。　そのなかで、「はん」という音を持つ言葉を聞いたとき、その言葉の番号に丸をしましょう。

1　2　3　4　5　6　7　8　9　10

11　12　13　14　15　16　17　18　19　20

21　22　23　24　25　26　27　28　29　30

木曜日の練習42　言葉の選択　Ⅱ

これからいろいろな言葉を聞きます。　そのなかで、食卓に花瓶という言葉が続いたときに、下の食卓と花瓶という字に斜めの線を引きましょう。

食卓と花瓶　食卓と花瓶　食卓と花瓶　食卓と花瓶　食卓と花瓶

食卓と花瓶　食卓と花瓶　食卓と花瓶　食卓と花瓶　食卓と花瓶

食卓と花瓶　食卓と花瓶　食卓と花瓶　食卓と花瓶　食卓と花瓶

食卓と花瓶　食卓と花瓶　食卓と花瓶　食卓と花瓶　食卓と花瓶

食卓と花瓶　食卓と花瓶　食卓と花瓶　食卓と花瓶　食卓と花瓶

食卓と花瓶　食卓と花瓶　食卓と花瓶　食卓と花瓶　食卓と花瓶

食卓と花瓶　食卓と花瓶　食卓と花瓶　食卓と花瓶　食卓と花瓶

食卓と花瓶　食卓と花瓶　食卓と花瓶　食卓と花瓶　食卓と花瓶

食卓と花瓶　食卓と花瓶　食卓と花瓶　食卓と花瓶　食卓と花瓶

食卓と花瓶　食卓と花瓶　食卓と花瓶

木曜日の練習43　言葉を選択して書き取り

これからいろいろな食材の名前を聞きます。　そのなかで、動物起源の食材の名前を聞いたときに、その名前を順に書き取りましょう。

木曜日の練習44　電話番号の選択

これから03地区の電話番号を20聞きます。　そのなかで、2が2つ以上ある番号を書きましょう。

木曜日の練習45　電話の用件

あなたに次のような電話がかかってきました。誰からどんな用件でかかってきたか下に書きとめましょう。家族がわかりやすいような表現にしましょう。書きとめたあとに、その話を聞いた時間と日付けを加えましょう。

木曜日の練習46　文章の書き取り

これから都市の話を聞きます。　それを聞いて書き取りましょう。

1

2

練習の自己採点

木曜日の練習は100点満点で何点くらいになるか予測して書きましょう。

その他感じたことをなんでも書きましょう。

金曜日の練習　準備するもの：鉛筆またはペン、国語の辞書、タイマー

金曜日の練習36　5文字の言葉

これから番号と言葉を聞きます。仮名で5文字になる言葉が聞こえたら、その番号に○をしましょう。

1　2　3　4　5　6　7　8　9　10

11　12　13　14　15　16　17　18　19　20

21　22　23　24　25　26　27　28　29　30

31　32　33　34　35　36　37　38　39　40

41　42　43　44　45　46　47　48　49　50

金曜日の練習37　6文字の言葉

これから番号と言葉を聞きます。仮名で6文字になる言葉が聞こえたら、その番号に○をしましょう。

1　2　3　4　5　6　7　8　9　10

11　12　13　14　15　16　17　18　19　20

21　22　23　24　25　26　27　28　29　30

31　32　33　34　35　36　37　38　39　40

41　42　43　44　45　46　47　48　49　50

金曜日の練習38　　3漢字の言葉

これから番号と言葉を聞きます。漢字で3文字になる言葉が聞こえたら、その番号に○をしましょう。

```
 1    2    3    4    5    6    7    8    9   10
11   12   13   14   15   16   17   18   19   20
21   22   23   24   25   26   27   28   29   30
```

金曜日の練習39　数字の選択

これからいろいろな数字を聞きます。　そのなかで、4という数字を聞いたときに、下の4という数字に斜めの線を引きましょう。

4 4 4 4 4 4 4 4 4 4 4 4 4 4 4 4
4 4 4 4 4 4 4 4 4 4 4 4 4 4 4 4
4 4 4 4 4 4 4 4 4 4 4 4 4 4 4 4
4 4 4 4 4 4 4 4 4 4 4 4 4 4 4 4
4 4 4 4 4 4 4 4 4 4 4 4 4 4 4 4
4 4 4 4 4 4 4 4 4 4 4 4 4 4 4 4
4 4 4 4 4 4 4 4 4 4 4 4 4 4 4 4
4 4 4 4 4 4 4 4 4 4 4 4 4 4 4 4
4 4 4 4 4 4 4 4 4 4 4 4 4 4 4 4
4 4 4 4 4 4 4 4 4 4 4 4 4 4 4 4
4 4 4 4 4 4 4 4 4 4 4 4 4 4 4 4
4 4 4 4 4 4 4 4

金曜日の練習40　数字の書き取り

これからいろいろな数を聞きます。　そのなかで、4の数字を聞いたとき、その前の数字を下の数字のあとに、順に書き取りましょう。　途中で声が聴こえてくるかもしれませんが、それは無視しましょう。

1	2	3	4	5	6	7	8	9	10
11	12	13	14	15	16	17	18	19	20
21	22	23	24	25	26	27	28	29	30
31	32	33	34	35	36	37	38	39	40
41	42	43	44	45	46	47	48	49	50
51	52	53	54	55	56	57	58	59	60
61	62	63	64	65	66	67	68	69	70
71	72	73	74	75	76	77	78	79	80
81	82	83	84	85	86	87	88	89	90
91	92	93	94	95	96	97	98	99	100
101	102	103	104	105	106	107	108	109	110
111	112	113	114	115	116	117	118	119	120

金曜日の練習41　　言葉の選択　　　I

これからいろいろな言葉を聞きます。　そのなかで、「きん」という音を持つ言葉を聞いたときに、その言葉の番号に丸をしましょう。

　　1　　2　　3　　4　　5　　6　　7　　8　　9　　10

　11　12　13　14　15　16　17　18　19　20

　21　22　23　24　25　26　27　28　29　30

金曜日の練習42　言葉の選択　　Ⅱ

これからいろいろな言葉を聞きます。　そのなかで、冷房に暖房という言葉が続いたときに、下の冷房と暖房という字に斜めの線を引きましょう。

冷房と暖房　　冷房と暖房　　冷房と暖房　　冷房と暖房　　冷房と暖房

冷房と暖房　　冷房と暖房　　冷房と暖房　　冷房と暖房　　冷房と暖房

冷房と暖房　　冷房と暖房　　冷房と暖房　　冷房と暖房　　冷房と暖房

冷房と暖房　　冷房と暖房　　冷房と暖房　　冷房と暖房　　冷房と暖房

冷房と暖房　　冷房と暖房　　冷房と暖房　　冷房と暖房　　冷房と暖房

冷房と暖房　　冷房と暖房　　冷房と暖房　　冷房と暖房　　冷房と暖房

冷房と暖房　　冷房と暖房　　冷房と暖房　　冷房と暖房　　冷房と暖房

冷房と暖房　　冷房と暖房　　冷房と暖房　　冷房と暖房　　冷房と暖房

冷房と暖房　　冷房と暖房　　冷房と暖房　　冷房と暖房　　冷房と暖房

冷房と暖房　　冷房と暖房　　冷房と暖房

金曜日の練習43　言葉を選択して書き取り

これからいろいろな動物の名前を聞きます。　そのなかで、家で飼う事ができると、あなたが考える動物の名前を聞いたときに、その名前を順に書き取りましょう。

金曜日の練習44　電話番号の選択

これから03地区の電話番号を20聞きます。　そのなかで、3が2つ以上ある番号を書きましょう。

金曜日の練習45　電話の用件

あなたに次のような電話がかかってきました。誰からどんな用件でかかってきたか下に書きとめましょう。家族がわかりやすいような表現にしましょう。書きとめたあとに、その話を聞いた時間と日付けを加えましょう。

金曜日の練習46　文章の書き取り

これから都市の話を聞きます。　それを聞いて書き取りましょう。

1

2

練習の自己採点

金曜日の練習は100点満点で何点くらいになるか予測して書きましょう。

その他感じたことをなんでも書きましょう。

FM練習帳 I

脳損傷のリハビリテーションのための方法
聞く注意力の練習帳シリーズ

編 集
TBIリハビリテーション研究所
NPO法人）TBIリハビリテーションセンター

FM：藤 井 正 子

株式会社 新興医学出版社

編　集

TBIリハビリテーション研究所
藤井 正子

著　者

TBIリハビリテーション研究所
藤井　正子

TBIリハビリテーション研究所
藤田久美子

この練習帳の使用について

1. 練習帳の目的

この練習帳は、外傷性脳損傷後の認知リハビリテーションを目的として開発されました。練習帳を使用することにより、以下の効果が期待できます。
- 仕事に集中できるようになる
- 本や読み物がもっと楽しく読めるようになる
- 買い物や家事での間違いが少なくなる
- うっかりミスが減る

実際に使用した例の紹介は、新興医学出版社刊「認知リハビリテーション2001」,「認知リハビリテーション2002」に掲載しています。

2. 練習帳の使用者

この練習帳は、外傷性脳損傷後の高次機能障害のうち、特に注意力の改善をねらいとしており、注意力に障害がある方が用いることによって、効果が期待できます。ただし、練習帳による訓練には最低限の注意力が必要とされるので、この練習帳が難しすぎる方もいるかもしれません。この練習帳が難しいという方、あるいは逆に易しすぎるという方には、制作者にご一報いただければ、他の適切な練習帳をお分けできます。下記の住所・電話もしくはE-mailにてご連絡ください。

3. 練習帳の使用方法

この練習帳は、自分で毎日やることを基本方針にしています。効果を上げるために、この点は是非守ってください。1日の中で、注意を集中できる時間帯に、雑音の少ない環境で行うとよいでしょう。練習の後ろには、得点予想の項が設けてありますので、採点してみましょう。練習帳の実際の得点が、予想を大きく下回る場合には、認知機能不全に対する自己認識が足りないのかもしれません。このような場合には日常生活の中でのミスや失敗が多いことがありますので、自分を振り返るための目安として活用しましょう。

ご質問、ご相談は、は下記に連絡してください。

〒110-0008
台東区池之端4-10-10
TBIリハビリテーション研究所内
NPO法人）TBIリハビリテーションセンター
TEL/FAX：03-3823-2021
E-mail：tbirehab@hotmail.com
ウェブサイト：http://homepage3.nifty.com/tbi/

聞く注意力の練習帳 Ⅰ　採点の手引き
（この採点方法は、あくまでも一つの目安です。各自、工夫して採点するのも一つの試みです。）

練習1	名前の選択Ⅰ	全部できたら10点、1つ間違いにつき1点減点
練習2	名前の選択Ⅱ	全部できたら10点、1つ間違いにつき1点減点
練習3	書き取りⅠ	全部できたら10点、2つ間違いにつき1点減点
練習4	書き取りⅡ	全部できたら10点、2つ間違いにつき1点減点
練習5	書き取りⅢ	全部できたら10点、2つ間違いにつき1点減点
練習6	名前を選択して書き取り	全部できたら10点、2つ間違いにつき1点減点
練習7	名前の選択Ⅲ	全部できたら10点、2つ間違いにつき1点減点
練習8	数字の選択	全部できたら10点、1つ間違いにつき1点減点
練習9	文章の書き取り	質問の答えにつき1問2点、全部で10点
練習10	意味の選択	全部できたら5点、2つ間違いにつき1点減点、10個以上間違えたら0点
練習11	方向の選択	全部できたら5点、2つ間違いにつき1点減点、10個以上間違えたら0点

聞く注意力の練習帳 Ⅱ　採点の手引き

（この採点方法は、あくまでも一つの目安です。各自、工夫して採点するのも一つの試みです。）

練習12	言葉の書き取り	全部できたら10点、2つ間違いにつき1点減点、20個以上間違えたら0点
練習13	しりとりのつなぎの文字	全部できたら10点、2つ間違いにつき1点減点、20個以上間違えたら0点
練習14	単語の書き取り	全部できたら5点、2つ間違いにつき1点減点、10個以上間違えたら0点
練習15	数字の書き取り	全部できたら10点、2つ間違いにつき1点減点、20個以上間違えたら0点
練習16	言葉の選択	全部できたら10点、1つ間違いにつき1点減点
練習17	数字の選択	全部できたら10点、2つ間違いにつき1点減点、20個以上間違えたら0点
練習18	名前の選択	全部できたら10点、1つ間違いにつき1点減点
練習19	アルファベットの選択	全部できたら10点、2つ間違いにつき1点減点、20個以上間違えたら0点
練習20	連続数字の選択	全部できたら5点、2つ間違いにつき1点減点、10個以上間違えたら0点
練習21	言葉の分類	全部できたら5点、2つ間違いにつき1点減点、10個以上間違えたら0点
練習22	電話番号の選択	全部できたら5点、1つ間違いにつき1点減点
練習23	物語を聞いて書く	全部できたら10点、半分以上できたら5点、あとは0点

聞く注意力の練習帳 Ⅲ　採点の手引き

（この採点方法は、あくまでも一つの目安です。各自、工夫して採点するのも一つの試みです。）

練習24	2文字の言葉	全部できたら5点、1つ間違いにつき1点減点、5個以上間違えたら0点
練習25	3文字の言葉	全部できたら5点、1つ間違いにつき1点減点、5個以上間違えたら0点
練習26	4文字の言葉	全部できたら10点、1つ間違いにつき1点減点、
練習27	1漢字の言葉	全部できたら10点、1つ間違いにつき1点減点、
練習28	2漢字の言葉	全部できたら10点、1つ間違いにつき1点減点、
練習29	数字の書き取り	全部できたら10点、5つ間違いにつき1点減点、50個以上間違えたら0点
練習30	電話の用件	全部できたら10点、半分以上できたら5点、あとは0点
練習31	書き取りⅠ	全部できたら10点、半分以上できたら5点、あとは0点
練習32	書き取りⅡ	全部できたら10点、半分以上できたら5点、あとは0点
練習33	発着時刻	全部できたら10点、2つ間違いにつき1点減点、20個以上間違えたら0点
練習34	宝くじ	全部できたら5点、1つ間違いにつき1点減点
練習35	ビンゴ	全部できたら5点、あとは0点

聞く注意力の練習帳 Ⅳ　採点の手引き
(この採点方法は、あくまでも一つの目安です。各自、工夫して採点するのも一つの試みです。)

練習36	5文字の言葉	全部できたら10点、1つ間違いにつき1点減点
練習37	6文字の言葉	全部できたら10点、1つ間違いにつき1点減点
練習38	3漢字の言葉	全部できたら10点、1つ間違いにつき1点減点
練習39	数字の選択	全部できたら5点、2つ間違いにつき1点減点、10個以上間違えたら0点
練習40	数字の書き取り	全部できたら10点、5つ間違いにつき1点減点、50個以上間違えたら0点
練習41	言葉の選択Ⅰ	全部できたら10点、1つ間違いにつき1点減点
練習42	言葉の選択Ⅱ	全部できたら10点、1つ間違いにつき1点減点
練習43	言葉を選択して書き取り	全部できたら10点、1つ間違いにつき1点減点
練習44	電話番号の選択	全部できたら5点、2つ間違いにつき1点減点、10個以上間違えたら0点
練習45	電話の用件	全部できたら10点、半分以上できたら5点、あとは0点
練習46	文章の書き取り	全部できたら10点、半分以上できたら5点、あとは0点

©2004　　　　　　　　　　　　　　　　　　　　　　　　　第1版発行　2004年2月25日

FM練習帳 I
脳損傷のリハビリテーションのための方法
聞く注意力の練習帳 I．II．III．IV

編集　　藤井　正子

（定価はケースに表示してあります）

発行所　　　株式会社新興医学出版社
発行者　　　服部　秀夫

〈検印廃止〉

〒113-0033　東京都文京区本郷6-26-8
TEL 03-3816-2853
FAX 03-3816-2895
E-mail shinkoh@vc-net.ne.jp
URL http://www3.vc-net.ne.jp/~shinkoh

印刷　株式会社 藤美社　　　ISBN4-88002-630-1　　　郵便振替　00120-8-191625

○本書のおよびCD-ROM版の複製権・翻訳権・譲渡権・公衆送信権（送信可能化権を含む）は株式会社新興医学出版社が所有します。
○ JCLS 〈(株)日本著作出版権管理システム委託出版物〉
本書の無断複写は著作権法上での例外を除き禁じられています。複写される場合は，その都度事前に(株)日本著作出版権管理システム（電話03-3817-5670，FAX 03-3815-8199）の許諾を得てください。